脳がみるみる若返る！

なぞり書き・音読
名作文学

著・手本　中山佳子
脳科学監修　篠原菊紀

イースト・プレス

世界中で愛される珠玉の名作文学

本書では、長きにわたって人々の心をとらえて離さない、珠玉の名作文学作品をなぞり書きと音読で味わいます。夏目漱石や芥川龍之介、宮沢賢治などによる日本の近代文学作品や、『万葉集』や『源氏物語』などの日本古典作品、さらに『ガリヴァー旅行記』や『不思議の国のアリス』など、誰もが一度は聞いたことのある海外文学作品や、『論語』や『三国志演義』などの中国古典作品といった、合計75作品を取り上げ、各作品の印象的な場面や台詞を抜粋しました。

また、各作品にはなぞり書き・音読以外にも、作者や作品の概要を知ることのできる解説や豆知識を用意しました。知られざる作者の素顔や作品成立の背景など、なぞり書きレッスンの間に読み物としても楽しむことができる情報を厳選し、取り上げています。かつて学校の教科書で慣れ親しんだ作品や、一度読んだのに内容を忘れてしまった作品、ずっと気になっていたものの読む機会がなかった作品等々に改めて触れ、味わってみてください。解説や豆知識を読み、作品背景や作者の感情に思いをはせながら、情緒溢れる名文をなぞり書き、声に出して読みあげると、その作品に対する理解がさらに深まることでしょう。

なぞり書きで心が整い、リフレッシュできる！ ――中山佳子（著・手本）

私たちの心は、日々の様々なことや未来への不安、過去への後悔などの雑念にとらわれやすく、「今ここ」に意識を向けることが思いのほか難しいものです。しかし、「今ここ」に集中することは、脳を活性化させ、ストレスを軽減する効果が期待されるといわれています。このような「今ここ」に集中した状態をマインドフルネスといいます。なぞり書きに没頭することは、マインドフルネスな状態を作り出すことにつながります。丁寧に書くことは手先のコントロールを必要とするため、自然と「今ここ」に集中することができるのです。リズムをとりながら手を動かし、文字をなぞれば、呼吸が整い、心地よい時間と身体の感覚が得られます。興奮していたり落ち込んだりしているときでも、一心になぞることで気分は安定し、心をニュートラルな状態に整えることができるでしょう。

手書きで文字を書く機会が少なくなった昨今ですが、書くことは人生を豊かにしてくれます。自分のペースでかまいませんので、名作文学の数々に触れながら、ひとつひとつの文字を味わうようになぞってみてください。その時間はきっと、日々に潤いを与えてくれるはずです。

著・手本　中山佳子《なかやまよしこ》
一般社団法人書道能力開発協会理事長
株式会社フィールドデザイン代表取締役

書の普及活動を幅広く展開し、「日・タイ修好130周年」事業で現地大学での書道イベント開催、京都でジュニア書道展を主催するなど、国内外で活躍。フジテレビ『芸能界特技王決定戦TEPPEN』での書道審査員をはじめ、多くのテレビ番組で美文字指南を行い、書籍の執筆や全国での講演活動も精力的に行う。東京（表参道、渋谷）、京都などでの個展8回。トヨタ自動車役員秘書のキャリアで培ったビジネススキルを提供する企業研修会社「フィールドデザイン」を経営する傍ら、早稲田大学大学院では武道、武士道を研究し、戦国時代を題材にした舞台「戦影恋歌」（渋谷伝承ホール）シリーズの総合プロデュースを複数手掛けるなど、日本文化の継承と社会の発展に貢献する。著書に、『脳がみるみる若返る！ なぞり書き・音読 百人一首』（小社）、『大人のたしなみ美しいペン字練習帳』（朝日新聞出版）、他。

◉書くときの姿勢と正しいペンの持ち方

書くときは、自然に背筋を伸ばし、肩の力を抜きましょう。椅子に座る場合は両足を床につけ、身体をしっかり安定させます。身体への負担が少ない姿勢が理想的です。また、顔を紙に近づけすぎないことも大切です。紙全体を見渡せるような姿勢を心がけると、全体のバランスを意識しながら書くことができます。

ペンは、親指、人さし指、中指の3本の指で持ちます。この3本の指を柔軟に動かせるようにすると、ペン先がコントロールしやすくなります。手首は机につけて、安定させましょう。ペンの角度は紙に対して60度くらいが目安となります。

◉筆記用具の選び方

筆記用具は、ボールペン、万年筆、鉛筆など、なんでもかまいません。筆記用具によってペン先の滑り心地が違うので、自分の好きな書き心地のものを選んでみましょう。なぞり書きをしやすい太さのものがよいでしょう。

なぞり書きと音読で脳がいきいき活性化！

――篠原菊紀（脳科学監修）

脳は体と同じく、トレーニングで鍛えられる！

誰しもが体も脳もいつまでも健康に保ち続けたいと願っていると思います。しかし年を重ねるにつれて体も脳も衰えていきます。その中でもとくに衰えやすいのが、何か作業をするときに、必要な情報を一時的に脳に記憶する、ワーキングメモリと呼ばれる能力です。私たちは普段、このワーキングメモリを使って仕事をしたり、会話をしたり、学習したりして、日常生活のさまざまな場面に関わってくる能力です。

ワーキングメモリの機能はおもに脳の前頭前野と呼ばれる領域が基盤となっており、その働きは18～25歳でピークをむかえ、40～50代で衰え始めます。年を重ねるごとに、もの忘れが増えたり、人の名前がぱっと思い出せなくなることが増えるのは、前頭前野が衰え、ワーキングメモリの機能が低下しているからです。

しかし、脳は体と同じように鍛えることができます。体の場合は、筋トレをしたり、有酸素運動をしたりなど負荷をかけることで筋肉をつけることができます。脳も同じように、「脳トレ」と呼ばれるトレーニングで負荷をかけることで鍛えることができます。さらに脳の変化は筋肉よりもはるかにはやく、効果が出やすく持続しやすいことがわかっています。高齢者に継続的に認知的トレーニングを半年間受けてもらったところ、効果が5年後まで続いたという研究結果もあります。ぜひ今日から脳トレをはじめて、元気な脳をいつまでも保ちつづけましょう！

なぞり書き&音読で、脳にうれしい効果！

本書では75の文学作品の名文をなぞって、口に出すことで、脳を鍛えることができます。なぞり書きを行っているときに、脳の前頭前野が活発に働くことが研究で明らかになっています。実際にえんぴつを持ち、手を動かしなぞるという動きは、脳の血液量が多くなり、認知症予防やもの忘れ予防の効果があります。なぞり書きの動きには、手を動かすように命令する運動野、場所や位置関係を教える頭頂連合野、文字の知識がしまわれている下側頭回、左右の前頭前野などが広範囲にわたって活発に働いています。

音読もまた、脳の前頭前野を効果的に刺激してくれます。登場人物の思いや作品の背景などを想像しながら声に出すことで、脳の側頭頭頂接合部（角回）という部分の活動が高まります。ここは想像力をつかさどる領域で、側頭頭頂接合部を刺激することで想像力の向上につながります。

そして、なぞり書きと音読を同時に行うなど、2つ以上のことを同時に行うことを「デュアルタスク」といいます。私たちは日常生活でもさまざまな場面でデュアルタスクを行っています。例えば、電話をしながらメモを取る、音楽を聴きながら料理をするなどです。年を重ねると、若い頃はできていたデュアルタスクが脳の変化に伴い、やりづらく感じることが多くなると思います。本書のなぞり書きと音読を意識的に一緒に行うことで、普段なかなか使わない脳の領域も刺激してくれます。最初はなかなかうまくいかないかもしれませんが、慣れないことをすること自体が脳へのいい刺激になるので、ぜひチャレンジしてみてください。

楽しく続けることが一番の秘けつ！

こうした脳トレを続けるためには、なによりも「楽しく行う」ことが一番です。強制されている、やらされている、楽しくないと感じながら脳トレを行うのは脳にとってもいい効果を得ることができません。大脳の奥に線条体という部分があり、「やる気」と密接に関わっていて、楽しいことやワクワクするようなことをしているときに活性化します。線条体が活性化している状態で脳トレを行うことで、脳トレの効果も大きくアップします。

本書では多くの文学作品を取り上げています。作者や作品の解説、豆知識を読み、文学的教養を身につけながら、脳トレを行うことで楽しく続けることができます。決して一気にやろうとせず、自分のペースで進めてみてください。楽しいから続く、脳トレを続けて習慣化することで、脳はより元気になり、毎日を楽しく過ごすことができるはずです！

脳科学監修　**篠原菊紀**（しのはらきくのり）

公立諏訪東京理科大学工学部情報応用工学科教授
医療介護・健康工学研究部門長

専門は脳科学、応用健康科学。遊ぶ、運動する、学習するといった日常の場面における脳活動を調べている。ドーパミン神経系の特徴を利用し遊技機のもたらす快感を量的に計測したり、ギャンブル障害・ゲーム障害の実態調査や予防・ケア、脳トレーニング、AI（人工知能）研究など、ヒトの脳のメカニズムを探求する。監修に『楽しみながら脳を活性化！大人の漢字ドリル200日』（小社）など。

本書の使い方

なぞり書きレッスン
右ページで練習したものから中心線を抜いたレッスンです。

解説／豆知識／現代語訳
取り上げた場面や作品の解説、現代語訳などを知ることができます。

先生のお手本字

音読レッスン

練習番号

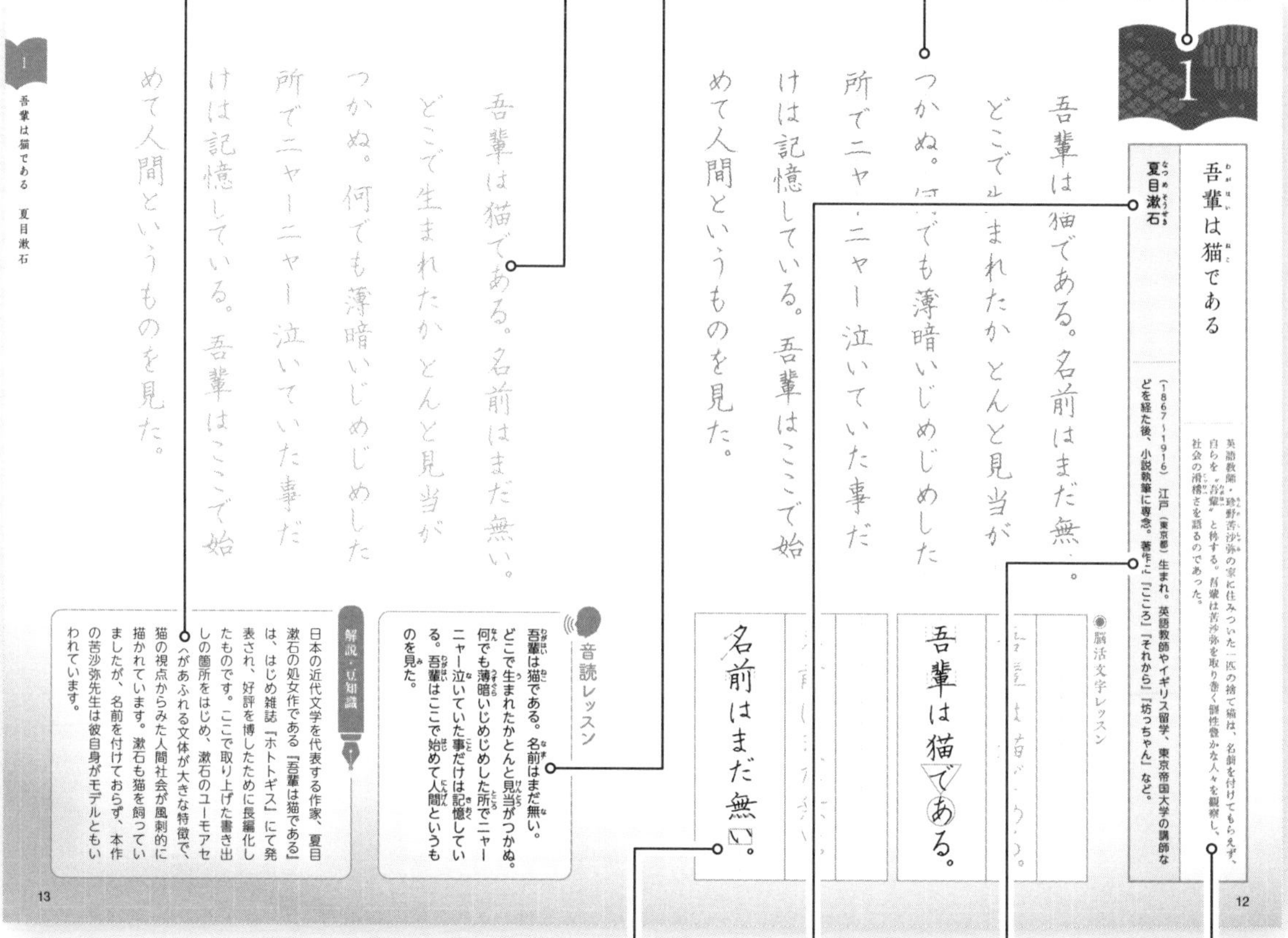

作者／編者 名　**作者プロフィール**　**あらすじ／作品解説**

脳活文字レッスン
文字を書くときに気をつけたいポイントです。間隔や大きさなどを意識することで脳トレにもつながります。

〈マークのルール〉

— │	などの実線	**そろえる**
┄ ┆	などの点線	**あける**
●	複数の黒丸	**間隔をほぼ同じにする**
⟶	矢印	**方向に注意する**
↘• →	矢印の途中に黒丸	**一旦止まって方向を変える**
⌒	曲線の矢印	**大きくまわる**
⏋	横画から下方向の矢印	**真下に**
△○□	などの形	**文字の形を意識する**

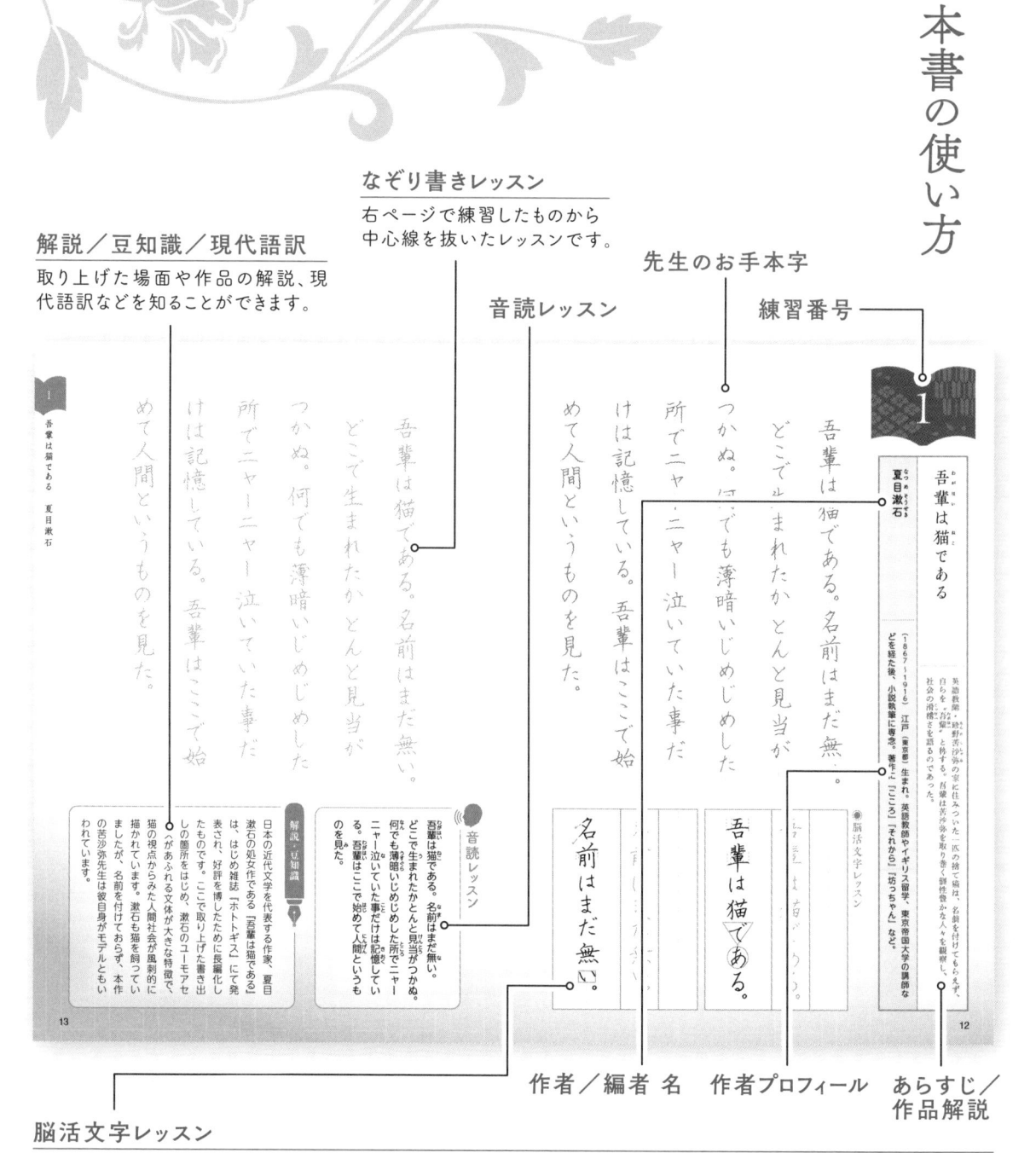

目次

昭和の文学

日本の古典

海外の文学

中国の古典

明治の文学

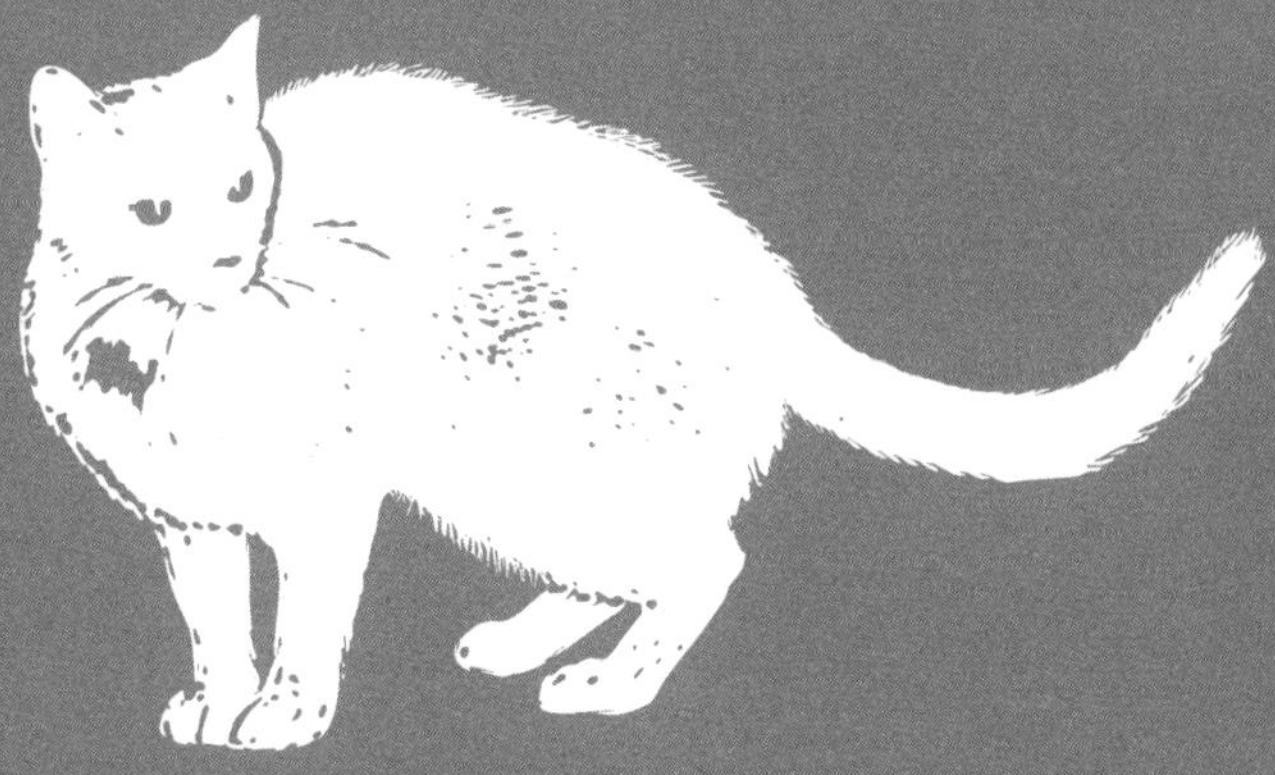

1

吾輩《わがはい》は猫《ねこ》である

英語教師・珍野苦沙弥《ちんのくしゃみ》の家に住みついた一匹の捨て猫は、名前を付けてもらえず、自らを〝吾輩《わがはい》〟と称する。吾輩は苦沙弥を取り巻く個性豊かな人々を観察し、人間社会の滑稽《こっけい》さを語るのであった。

夏目漱石《なつめそうせき》

（1867～1916）江戸（東京都）生まれ。英語教師やイギリス留学、東京帝国大学の講師などを経た後、小説執筆に専念。著作に『こころ』『それから』『坊っちゃん』など。

吾輩は猫である。名前はまだ無い。どこで生まれたかとんと見当がつかぬ。何でも薄暗いじめじめした所でニャーニャー泣いていた事だけは記憶している。吾輩はここで始めて人間というものを見た。

◉脳活文字レッスン

吾輩は猫である。

吾輩は猫である。

名前はまだ無い。

名前はまだ無い。

吾輩は猫である。名前はまだ無い。
どこで生まれたかとんと見当が
つかぬ。何でも薄暗いじめじめした
所でニャーニャー泣いていた事だ
けは記憶している。吾輩はここで始
めて人間というものを見た。

音読レッスン

吾輩《わがはい》は猫《ねこ》である。名前《なまえ》はまだ無《な》い。どこで生《う》まれたかとんと見当《けんとう》がつかぬ。何《なん》でも薄暗《うすぐら》いじめじめした所《ところ》でニャーニャー泣《な》いていた事《こと》だけは記憶《きおく》している。吾輩《わがはい》はここで始《はじ》めて人間《にんげん》というものを見《み》た。

解説・豆知識

日本の近代文学を代表する作家、夏目漱石の処女作である『吾輩は猫である』は、はじめ雑誌『ホトトギス』にて発表され、好評を博したために長編化したものです。ここで取り上げた書き出しの箇所をはじめ、漱石のユーモアセンスがあふれる文体が大きな特徴で、猫の視点からみた人間社会が風刺的に描かれています。漱石も猫を飼っていましたが、名前を付けておらず、本作の苦沙弥先生は彼自身がモデルともいわれています。

2

浮雲《うきぐも》

二葉亭四迷《ふたばていしめい》

内気だが自意識は高い青年官吏・内海文三《うつみぶんぞう》は、その融通の利かなさゆえに、度々挫折をする。知識階級の苦悩や官尊民卑《かんそんみんぴ》への反発など、当時の社会状況における青年の葛藤を精密に書いた、二葉亭四迷の処女作にして、代表作。

（1864～1909）江戸（東京都）生まれ。本名、長谷川辰之助《はせがわたつのすけ》。1886年、坪内逍遥《つぼうちしょうよう》のすすめで『浮雲』の執筆を始める。ツルゲーネフ作品など、ロシア文学の翻訳家としても知られる。

自心に苦悩が有る時は、必ずその由来する所を自身に求めずして他人に求める。求めて得なければ天命に帰してしまい、求めて得れば則ちその人を媢嫉する。そうでもしなければ自ら慰める事が出来ない。

◉脳活文字レッスン

苦悩が有る時は

苦悩が有る時は

自身に求めず

自身に求めず

自心に苦悩が有る時は、必ずその由来する所を自身に求めずして他人に求める。求めて得なければ天命に帰してしまい、求めて得れば則ちその人を娼嫉する。そうでもしなければ自ら慰める事が出来ない。

音読レッスン

自心《じしん》に苦悩《くのう》が有《あ》る時《とき》は、必《かなら》ずその由来《ゆらい》する所《ところ》を自身《じしん》に求《もと》めずして他人《たにん》に求《もと》める。求《もと》めて得《え》なければ天命《てんめい》に帰《き》してしまい、求《もと》めて得《う》れば則《すなわ》ちその人《ひと》を娼嫉《ぼうしつ》する。そうでもしなければ自《みずか》ら慰《なぐさ》める事《こと》が出来《でき》ない。

解説・豆知識

『浮雲』は、日本のそれまでの文学作品のような難しい〝書き言葉〟の文体を、できるだけ〝話し言葉〟に近い形式にしようとする「言文一致《げんぶんいっち》」の試みによって書かれ、日本の近代文学の礎を築いた作品です。執筆の際、四迷は文体に悩み、落語家の三遊亭圓朝《さんゆうていえんちょう》の語り言葉を参考にしたとも言われています。『浮雲』は未完のまま終わり、四迷の次作は20年後に発表されました。四迷は朝日新聞の特派員としてロシアに赴任しますが、帰国途上で生涯を終えます。

3

舞姫《まいひめ》

森鷗外《もりおうがい》

官僚の太田豊太郎《おおたとよたろう》は留学先のドイツで、踊り子のエリスと恋に落ち、共に暮らし始める。豊太郎の友人・相沢《あいざわ》は、免官され職を失った豊太郎に対し、出世の道へ戻るため、エリスと別れるよう諭すのだった。

（1862～1922）島根県生まれ。10歳の時に医師である父と共に上京。ドイツ語や医学を学んだ後に軍医となる。軍医のかたわら、数々の作品執筆や翻訳を手掛ける。

大臣に随ひて帰東の途に上ぼりしときは、相沢と議りてエリスが母に微なる生計を営むに足るほどの資本を与へ、あはれなる狂女の胎内に遺し、子の生れむをりの事をも頼みおきぬ。

◉脳活文字レッスン

帰東の途に

帰東の途に

生計を営む

生計を営む

大臣に随ひて帰東の途に上ぼりしときは、相沢と議りてエリスが母に微なる生計を営むに足るほどの資本を与へ、あはれなる狂女の胎内に遺し、子の生れむをりの事をも頼みおきぬ。

音読レッスン

大臣《だいじん》に随《したが》ひ《い》て帰東《きとう》の途《みち》に上《の》ぼりしときは、相沢《あいざわ》と議《はか》りてエリスが母《はは》に微《かすか》なる生計《たつき》を営《いとな》むに足《た》るほどの資本《しほん》を与《あた》へ《え》、あは《わ》れなる狂女《きょうじょ》の胎内《たいない》に遺《のこ》しゝ《し》子の生《うま》れむ《ん》を《お》りの事《こと》をも頼《たの》みおきぬ。

解説・豆知識

本作は、1890年に『国民之友』にて発表されました。近代日本の黎明期における、エリート青年官僚の自我の目覚めや苦悩をテーマとし、鴎外自身のドイツ留学経験が元になったとも言われます。日本から遠く離れたドイツの地で自由に過ごし、自我が芽生え始めた豊太郎ですが、出世への欲求や伝統的な価値観には打ち勝てず、恋人や子どもと別れ、帰国することになります。時代に翻弄される一人の青年の姿は、多くの人々の共感を集めました。

4

五重塔《ごじゅうのとう》

幸田露伴《こうだろはん》

（1867～1947）江戸（東京都）生まれ。同年生まれの夏目漱石や正岡子規《まさおかしき》、尾崎紅葉《おざきこうよう》らと共に、日本近代文学を代表する小説家。他の著作に『運命』『連環記《れんかんき》』など。

大工としての腕前は確かだが、不器用さゆえに〝のっそり〟というあだ名で人々から不遇な扱いを受けていた十兵衛《じゅうべえ》は、五重塔が建設される話を聞きつけ、自らが請け負いたいと熱望する。紆余曲折《うよきょくせつ》がありながら、五重塔を完成させる十兵衛の物語。

ただ囂々たる風の音のみ宇宙に
充ちて物騒がしく、さしも堅固の
塔なれど虚空に高く聳えたれば、
どうどうどっと風の来るたびゆら
めき動きて、荒浪の上に揉まるる
棚なし小舟のあわや傾覆らん風情

◉脳活文字レッスン

風の音のみ

風の音のみ

虚空に高く

虚空に高く

ただ囂々たる風の音のみ宇宙に
充ちて物騒がしく、さしも堅固の
塔なれど虚空に高く聳えたれば、
どうどうどっと風の来るたびゆら
めき動きて、荒浪の上に揉まるる
棚なし小舟のあわや傾覆らん風情

音読レッスン

ただ囂々《ごうごう》たる風《かぜ》の音《おと》のみ宇宙《うちゅう》に充《み》ちて
物騒《ものさわ》がしく、さしも堅固《けんこ》の塔《とう》なれど虚《こ》
空《くう》に高《たか》く聳《そび》えたれば、どうどうどっと
風《かぜ》の来《く》るたびゆらめき動《うご》きて、荒浪《あらなみ》の
上《うえ》に揉《も》まるる棚《たな》なし小舟《おぶね》のあわや傾覆《くつがえ》
らん風情《ふぜい》

解説・豆知識

取り上げたのは本作でも特に印象的な終盤の一幕です。十兵衛は五重塔を完成させますが、完成を労う落成式《らくせいしき》を前に、五重塔は激しい暴風雨に襲われます。塔は大きく揺れ、付近でも被害が発生し、人々は恐怖におののきますが、十兵衛は塔が倒れることはないと、ひとり塔をよじ登り大嵐に立ち向かいます。暴風雨が去った後、釘一本緩まず、板一枚も剥がれていない五重塔を見た人々は、十兵衛の見事な仕事を賞賛するのです。

5

たけくらべ

樋口一葉《ひぐちいちよう》

（1872～1896）東京都生まれ。14歳で歌塾・萩《はぎ》の舎《や》に入門。その後、父を病死で亡くし、若くして戸主になったことで、小説執筆を開始。24歳の若さで生涯を終える。

吉原に住む14歳の勝気な少女・美登利《みどり》は、遊女の姉を持ち、自身もいずれは遊女になることが決まっていた。弟分のような近所の少年・正太郎《しょうたろう》との友情や、お寺の息子・信如《のぶゆき》との恋などを経て、美登利は大人へ成長していく。

ゑゑ厭や厭や、大人に成るは厭や
な事、何故このやうに年をば取る
もう七月十月、一年も以前へ帰りた
いにと老人じみた考へをして正太
の此処にあるをも思はれず、物いひ
かければ悉く蹴ちらして、帰つて
おくれ正太さん……

◉脳活文字レッスン

大人に成る

大人に成る

以前へ帰りたい

以前へ帰りたい

ゑゑ厭や厭や、大人に成るは厭や
な事、何故このやうに年をば取る
もう七月十月、一年も以前へ帰りた
いにと老人じみた考へをして正太
の此処にあるをも思はれず、物いひ
かければ悉く蹴ちらして、帰つて
おくれ正太さん……

音読レッスン

ゑ《え》ゑ《え》厭《いや》や厭《いや》や、大人《おとな》に成《な》るは厭《い》やな事《こと》、何故《なぜ》このやう《よ》に年《とし》をば取《と》る、もう七月《ななつき》十月《とつき》、一年《いちねん》も以前《もと》へ帰《かえ》りたいにと老人《としより》じみた考《かんが》へ《え》をして、正太《しょうた》の此処《ここ》にあるをも思《おも》は《わ》れず、物《もの》いひ《い》かければ悉《ことごと》く蹴《け》ちらして、帰つ《つ》ておくれ正太《しょうた》さん……

解説・豆知識

吉原を舞台に、少年少女の儚い友情や恋心を描いた本作。美登利と、彼女が密かに恋心を抱く信如の二人は、幾度とないすれ違いを経て、それぞれの道で大人へと成長していきます。物語の後半、頭を島田髷《しまだまげ》に結い美しく着飾った美登利に、友人の正太郎は声をかけますが、彼女は悲しげな様子でそれを拒絶します。自身が遊女になる日が近づき憂鬱になった美登利は、その後引きこもりがちになり、近所の子どもたちとも遊ばなくなります。

6

『寒山落木《かんざんらくぼく》』より

明治時代、それまでの俳句を革新し、近代文学として確立させた正岡子規。本作は全五巻（原本）からなる句集。子規が詠んだ膨大な俳句の中から、子規が自選したものを分類しまとめたもの。子規の死後に出版された。

正岡子規《まさおかしき》

（1867〜1902）愛媛県松山市生まれ。俳人、歌人。新聞『日本』での歌論「歌よみに与ふる書」などにて、〝写生《しゃせい》論〟を提唱し、後の俳句や短歌に大きな影響を与えた。

・春や昔十五万石の城下哉

・若鮎の二手になりて上りけり

・夏嵐机上の白紙飛び尽す

・赤蜻蛉筑波に雲もなかりけり

・柿くへば鐘が鳴るなり法隆寺

・いくたびも雪の深さを尋ねけり

◉脳活文字レッスン

白紙飛び尽す

白紙飛び尽す

鐘が鳴るなり

鐘が鳴るなり

6

『寒山落木』より　正岡子規

・春や昔十五万石の城下哉

・若鮎の二手になりて上りけり

・夏嵐机上の白紙飛び尽す

・赤蜻蛉筑波に雲もなかりけり

・柿くへば鐘が鳴るなり法隆寺

・いくたびも雪の深さを尋ねけり

音読レッスン

・春《はる》や昔十五万石《むかしじゅうごまんごく》の城下哉《じょうかかな》

・若鮎《わかあゆ》の二手《ふたて》になりて上《のぼ》りけり

・夏嵐机上《なつあらしきじょう》の白紙《はくし》飛《と》び尽《つく》す

・赤蜻蛉筑波《あかとんぼつくば》に雲《くも》もなかりけり

・柿《かき》くへ《え》ば鐘《かね》が鳴《な》るなり法隆寺《ほうりゅうじ》

・いくたびも雪《ゆき》の深《ふか》さを尋《たず》ねけり

解説・豆知識

「春や」は松山城から町を見渡し、昔を懐かしんで詠んだ句とされます。「若鮎」は春が近づき、群れで川を上る鮎の様子を詠んだ一句で、「夏嵐」は吹き込んできた南風で白い紙が巻き上がる様子を描写しています。「赤蜻蛉」は赤とんぼが飛ぶ快晴の青空という、秋の情景を感じる一句で、「柿くへば」は人和の名産でもあった柿を通じ、秋の訪れを実感する一句です。「いくたび」は子規が病床にあって、自分では見に行けない雪の様子を尋ねる状況での一句です。

7

金色夜叉《こんじきやしゃ》

尾崎紅葉《おざきこうよう》

高等中学校の学生・間貫一《はざまかんいち》は、学問に励み、ゆくゆくは鴫沢《しぎさわ》家の娘・お宮《みや》と結婚の約束をしていた。しかし結婚を前に、お宮は心変わりし、富豪の富山唯継《とみやまただつぐ》のもとへ嫁ぐ。裏切られた貫一は激怒し、復讐を誓うのであった。

（1868〜1903）江戸（東京都）生まれ。東京帝大予備校在学中に山田美妙《やまだびみょう》らと硯友社《けんゆうしゃ》を起こす。帝大中退後は執筆活動の傍ら、泉鏡花《いずみきょうか》はじめ多くの弟子を育てた。

吁、宮さんかうして二人が一処に
居るのも今夜ぎりだ。お前が僕の介
抱をしてくれるのも今夜ぎり、僕が
お前に物を言ふのも今夜ぎりだよ。
一月の十七日、宮さん、善く覚えて
お置き。来年の今月今夜は、貫一は
何処でこの月を見るのだか！

◉脳活文字レッスン

覚えてお置き
覚えてお置き

この月を見る
この月を見る

吁、宮さんかうして二人が一処に居るのも今夜ぎりだ。お前が僕の介抱をしてくれるのも今夜ぎり、僕がお前に物を言ふのも今夜ぎりだよ。一月の十七日、宮さん、善く覚えてお置き。来年の今月今夜は、貫一は何処でこの月を見るのだか！

音読レッスン

吁《ああ》、宮《みい》さんかうして二人《ふたり》が一処《いっしょ》に居《い》るのも今夜《こんや》ぎりだ。お前《まえ》が僕《ぼく》の介抱《かいほう》をしてくれるのも今夜《こんや》ぎり、僕《ぼく》がお前《まえ》に物《もの》を言《い》ふ《う》のも今夜《こんや》ぎりだよ。一月《いちがつ》の十七《じゅうしち》日《にち》、宮《みい》さん、善《よ》く覚《おぼ》えてお置《お》き。来年《らいねん》の今月今夜《こんげつこんや》は、貫一《かんいち》は何処《どこ》でこの月《つき》を見《み》るのだか！

解説・豆知識

取り上げた熱海での貫一とお宮の別れのシーンがあまりにも有名な『金色夜叉』。熱海の海岸で許しを乞うお宮を、学生帽をかぶりマントに身を包んだ貫一は、下駄で蹴りつけます。本作は1897年から読売新聞にて連載された、前編、中編、後編、続編、続続編、新続編の全六編からなる長編小説です。作者の尾崎紅葉が執筆中に亡くなったため、未完成となっていますが、熱狂的な人気を誇り、演劇や映画で何度も演じられています。

8

化鳥《けちょう》

泉《いずみ》鏡《きょう》花《か》

主人公の廉《れん》は、母親と橋のそばに建てた小屋に住み、橋を通る人々からもらう通行料で生計を立てている。「人も獣も皆同じ」という母からの教えを受けた廉は、小屋の窓から橋の通行人を眺め「猪だ」や「アンコウだ」などと言い面白がっていた。

（1873～1939）石川県生まれ。代表作に『高野聖《こうやひじり》』。〝亡母憧憬〟ともいわれる神秘的で浪漫的な世界をテーマに、多くの小説や戯曲を生み出した。

でも、いまに大人になると、遠くで居ても分りますッて。小さい耳だから、沢山いろんな声が入らないのだって、母様が僕、あかさんであった時分からいいました。犬も猫も人間もおんなじだって。ねえ、母様、だねえ母様、いまに皆分るんだね。

◉脳活文字レッスン

大人になる

大人になる

犬も猫も人間も

犬も猫も人間も

でも、いまに大人になると、遠くで居ても分りますッて。小さい耳だから、沢山いろんな声が入らないのだって、母様が僕、あかさんであった時分からいいました。犬も猫も人間もおんなじだって。ねえ、母様、だねえ母様、いまに皆分るんだね。

音読レッスン

でも、いまに大人《おとな》になると、遠《とお》くで居《い》ても分《わか》りますッて。小《ちい》さい耳《みみ》だから、沢山《たくさん》いろんな声《こえ》が入《はい》らないのだって、母様《おっかさん》が僕《ぼく》、あかさんであった時分《じぶん》からいいました。犬《いぬ》も猫《ねこ》も人間《にんげん》もおんなじだって。ねえ、母様《おっかさん》、だねえ母様《おっかさん》、いまに皆分《みんなわか》るんだね。

解説・豆知識

『化鳥』は、1897年発行の文芸雑誌『新著月刊《しんちょげっかん》』の創刊号に掲載された短編小説です。発表した当時は鏡花自身、文壇《ぶんだん》からその才を認められつつも、表現を模索している時期でもありました。主人公で、語り手でもある廉は、母親と共に橋の番小屋《ばんごや》で貧しい暮らしをしています。母親の独特な人間哲学に触れ、橋を渡る人々を動植物に見立て楽しむ廉。一見、単なる親子の遊びに見えますが、実は世間から虐《しいた》げられた母親の深い怨念《おんねん》に端を発しています。

9

武《む》蔵《さし》野《の》

国《くに》木《き》田《だ》独《どっ》歩《ぽ》

武蔵野を散策する中で、風景をつぶさに観察し、その美しさを詩情《しじょう》豊かに綴《つづ》った短編。独歩《どっぽ》がロシアの文豪ツルゲーネフの『あいびき』の自然描写などから得たインスピレーションをもとに執筆した。

（1871〜1908）下総《しもうさ》銚子《ちょうし》で生まれ、山口県で育つ。小説家、詩人。東京専門学校中退後、従軍《じゅうぐん》記者として活動。その後、多数の詩や小説を発表し、自然主義文学の先駆けとなる。

春、夏、秋、冬、朝、昼、夕、夜、
月にも、雪にも、風にも、霧にも、
霜にも、雨にも、時雨にも、ただ
この路をぶらぶら歩いて思いつき
次第に右し左すれば随処に吾らを
満足さするものがある。

◉脳活文字レッスン

思いつき次第

思いつき次第

満足さする

満足さする

9

武蔵野　国木田独歩

春、夏、秋、冬、朝、昼、夕、夜、
月にも、雪にも、風にも、霧にも、
霜にも、雨にも、時雨にも、ただ
この路をぶらぶら歩いて思いつき
次第に右し左すれば随処に吾らを
満足さするものがある。

音読レッスン

春《はる》、夏《なつ》、秋《あき》、冬《ふゆ》、朝《あさ》、昼《ひる》、夕《ゆう》、夜《よる》、月《つき》にも、雪《ゆき》にも、風《かぜ》にも、霧《きり》にも、霜《しも》にも、雨《あめ》にも、時雨《しぐれ》にも、ただこの路《みち》をぶらぶら歩《ある》いて思《おも》いつき次第《しだい》に右《みぎ》し左《ひだり》すれば随処《ずいしょ》に吾《われ》らを満足《まんぞく》さするものがある。

解説・豆知識

本作は、1898年に『国民《こくみん》之《の》友《とも》』に掲載された短編です。その際には『今の武蔵野』という題名でしたが、後の作品集に収録される際に『武蔵野』と改題されました。独歩が武蔵野の林を散策した日々を日記に書き留め、それを元に執筆した小説とも、随筆《ずいひつ》ともいわれる本作。日記だけでなく、イギリスの詩人ワーズワースの詩や与謝蕪村《よさぶそん》の俳句、友人の手紙など、多くの文章を巧みに引用し、武蔵野の風景を賛美《さんび》します。

10

『みだれ髪《がみ》』より

与《よ》謝《さ》野《の》晶《あき》子《こ》

与謝野晶子による第一歌集。編集は与謝野鉄幹《てっかん》。多くの歌に鉄幹への強い恋心が感じられる。情愛に揺れ動く気持ちを率直に表現した本作は、当時賛否両論を呼んだ。刊行の後に晶子は鉄幹と結婚し、与謝野姓を名乗る。

（1878〜1942）堺県（大阪府）生まれ。10代の頃から短歌を雑誌に投稿する。〝情熱の歌人〟と呼ばれ、詩「君死にたまふことなかれ」をはじめ、精力的に執筆活動を行った。

・やは肌のあつき血汐にふれも
見でさびしからずや道を説く君

・なにとなく君に待たるるここち
して出でし花野の夕月夜かな

・人の子の恋をもとむる唇に
毒ある蜜をわれぬらむ願ひ

◉脳活文字レッスン

道を説く君

道を説く君

花野の夕月夜

花野の夕月夜

『みだれ髪』より　与謝野晶子

・やは肌のあつき血汐にふれも
見でさびしからずや道を説く君
・なにとなく君に待たるるここち
して出でし花野の夕月夜かな
・人の子の恋をもとむる唇に
毒ある蜜をわれぬらむ願ひ

音読レッスン

・やは肌《はだ》のあつき血汐《ちしお》にふれも
見《み》でさびしからずや道《みち》を説《と》く君《きみ》
・なにとなく君《きみ》に待《ま》たるるここち
して出《い》でし花野《はなの》の夕月夜《ゆうづきよ》かな
・人《ひと》の子《こ》の恋《こい》をもとむる唇《くちびる》に
毒《どく》ある蜜《みつ》をわれぬらむ《ん》願《ねが》ひ《い》

解説・豆知識

雑誌『明星《みょうじょう》』で発表したもの中心に399首を選歌し、旧名・鳳《ほう》晶子の名前で出版された『みだれ髪』。収録する作品の多くが、晶子の師であり、後の夫でもある与謝野鉄幹との熱い恋愛をもとに生み出されたものです。女性が恋や性愛の語るのは考えられないとされていた時代の中、晶子は大胆な官能的表現で情愛を歌いあげ、若い人々から絶大な支持を得ます。明治中期の浪《ろ》漫《まん》主義運動に大きな影響を与えました。

11

野菊《のぎく》の墓《はか》

伊藤左千夫《いとうさちお》

江戸川《えどがわ》の矢切《やぎり》の渡《わた》しの近くにある農村を舞台に、15歳の正夫と二つ年上の民子の純真で淡い恋を描く。体調のすぐれない母と共に暮らす正夫のもとに、手伝いに来ていた従姉の民子。大人たちによるあらぬ噂や疑念などが、二人の恋を阻んでいく。

（1864〜1913）上総国《かずさのくに》（千葉県）生まれ。歌人、小説家。牛乳搾取業を開業した後、正岡子規の門人となる。子規の没後も、〝写生〟の教えを継承し、多くの門下生を育てた。

「僕はもとから野菊がだい好き。
民さんも野菊が好き……」
「私なんでも野菊の生れ返りよ。
野菊の花を見ると身振いの出る
ほど好もしいの。どうしてこんな
かと、自分でも思う位」

◉脳活文字レッスン

身振いの出る

身振いの出る

自分でも思う

自分でも思う

「僕はもとから野菊がだい好き。民さんも野菊が好き……」

「私なんでも野菊の生れ返りよ。野菊の花を見ると身振いの出るほど好もしいの。どうしてこんなかと、自分でも思う位」

音読レッスン

「僕《ぼく》はもとから野菊《のぎく》がだい好《す》き。民《たみ》さんも野菊《のぎく》が好《す》き……」

「私《わたし》なんでも野菊《のぎく》の生《うま》れ返《かえ》りよ。野菊《のぎく》の花《はな》を見《み》ると身振《みぶる》いの出《で》るほど好《この》もしいの。どうしてこんなかと、自分《じぶん》でも思《おも》う位《くらい》」

解説・豆知識

本作は、1906年に雑誌『ホトトギス』で発表された伊藤左千夫の処女小説です。恋愛文学における不朽の名作として知られ、夏目漱石が絶賛したことでも知られています。本作の主人公である正夫と民子は仲の良い従姉同士でしたが、思春期を迎える頃に、二人の間には恋心が芽生えます。しかしその清純な恋は、周囲の大人たちによって度々引き裂かれます。取り上げたのは、二人が自身の恋心に気づく印象的な場面です。

12

破戒《はかい》

島崎藤村《しまざきとうそん》

封建《ほうけん》的身分差別がまだ根深く残る明治時代。教師である瀬川丑松《せがわうしまつ》は、父の教えの通り被部落差別出身であることを隠して暮らしていた。解放運動家・猪子蓮太郎《いのこれんたろう》との出会いが、彼を変えていく。

（1872～1943）詩人、小説家。教職の傍ら、雑誌『文学界《ぶんがくかい》』の創刊に関わり、詩を発表。『破戒』発表後は、自然主義文学の旗手たる小説家として注目を浴びた。

一生の秘訣とは斯の通り簡単なものであつた。
『隠せ。』――戒はこの一語で尽きた。
しかし其頃はまだ無我夢中、『阿爺が何を言ふか』位に聞流して、唯もう勉強が出来るといふ嬉しさに家を飛出したのであつた。

◉脳活文字レッスン

一生の秘訣

一生の秘訣

無我夢中

無我夢中

一生の秘訣とは斯の通り簡単な
ものであつた。
『隠せ。』――戒はこの一語で尽きた。
しかし其頃はまだ無我夢中、『阿爺
が何を言ふか』位に聞流して、唯も
う勉強が出来るといふ嬉しさに家
を飛出したのであつた。

音読レッスン

一生《いっしょう》の秘訣《ひけつ》とは斯《こ》の通《とお》り簡単《かんたん》なものであつ《っ》た。『隠《かく》せ。』――戒《いましめ》はこの一《ひと》語《こと》で尽《つ》きた。しかし其頃《そのころ》はまだ無我夢《むがむ》中《ちゅう》、『阿爺《おやじ》が何《なに》を言《い》ふ《う》か』位《くらい》に聞流《ききなが》して、唯《ただ》もう勉強《べんきょう》が出来《でき》るといふ《う》嬉《うれ》しさに家《いえ》を飛出《とびだ》したのであつ《っ》た。

解説・豆知識

本作は藤村が七年の歳月をかけて書き上げ、自費出版した長編小説です。被差別部落出身として、言われのない差別と偏見の中で葛藤し生き抜く丑松の姿を描きます。取り上げた箇所は、丑松が父からただ一言、「(身分と出生を)隠せ」という戒《いまし》めを受けるシーンです。戒めを守り続け、成人後は小学校教師となった丑松でしたが、同じく被差別部落に生まれた猪子蓮太郎との出会いと別れが、彼の人生を大きく変えていきます。

13

『一握《いちあく》の砂《すな》』より

石川啄木《いしかわたくぼく》

（1886～1912）岩手県生まれ。中学時代に雑誌『明星』に感銘を受け、文学を志す。20歳で詩集『あこがれ』を出版し評判となるも、貧困などに苦しめられ、生涯を終える。

1908年から1910年までに詠んだ短歌のうち、551首を収録した石川啄木の第一歌集。啄木のよく知られた歌が多く収録された「我を愛する歌」、幼少期を回想した歌の数々を収録した「煙」など、全五部からなる。

頬につたふ
なみだのごはず
一握の砂を示しし人を忘れず

たはむれに母を背負ひて
そのあまり軽きに泣きて
三歩あゆまず

◉脳活文字レッスン

一握の砂を
一握の砂を

背負ひて
背負ひて

13

『一握の砂』より　石川啄木

・頬につたふ
なみだのごはず
一握の砂を示しし人を忘れず
・たはむれに母を背負ひて
そのあまり軽きに泣きて
三歩あゆまず

音読レッスン

・頬《ほ》につたふ《う》
なみだのごはず
一握《いちあく》の砂《すな》を示《しめ》しし人《ひと》を忘《わす》れず
・たは《わ》むれに母《はは》を背《せ》負《お》ひ《い》て
そのあまり軽《かる》きに泣《な》きて
三《さん》歩《ぽ》あゆまず

解説・豆知識

啄木は貧困と病気に苦しむ生活の中、率直で平明な短歌を数多く詠みました。彼は『一握の砂』で、三行の分かち書きという新しい短歌の形式を世に広めます。それまでの短歌は、短冊に書く場合などを除き、一行書きが一般的でしたが、三行に分けることで言葉のリズムがより強調され、感情や情景が伝わりやすくなると言われています。後の多くの歌人に影響を与えた啄木でしたが、26歳の若さでこの世を去りました。

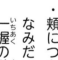

練習スペース（コピーしての利用もできます）

大正の文学

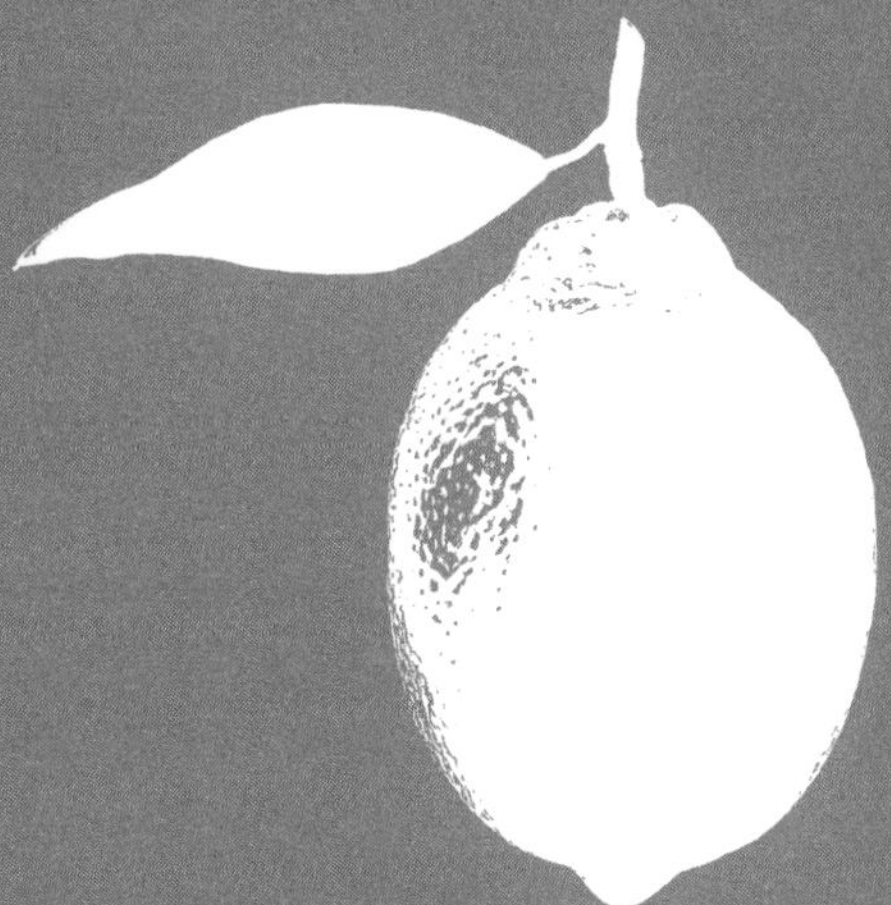

14

『智《ち》恵《え》子《こ》抄《しょう》』より

高《たか》村《むら》光《こう》太《た》郎《ろう》

（1883～1956）東京生まれ。東京美術学校卒業後、欧米に留学。帰国後、詩作や評論の執筆活動に加え、翻訳、彫刻などにも取り組む。著作に『道程《どうてい》』『典型《てんけい》』など。

1941年に出版された高村光太郎と妻・智恵子《ちえこ》の愛の記録が綴られた詩集。光太郎は智恵子と結婚し、作風もそれまでの退廃的《たいはいてき》な傾向から生の肯定と賛美に向かう。本作には、結婚前からはじまり、智恵子が亡くなった後の詩も収められている。

いやなんです
あなたのいつてしまふのが――
花よりさきに実のなるやうな
種子よりさきに芽の出るやうな
夏から春のすぐ来るやうな
そんな理窟に合はない不自然を
どうかしないでゐて下さい

◉脳活文字レッスン

芽の出るやうな

芽の出るやうな

理窟に合はない

理窟に合はない

『智恵子抄』より　高村光太郎

いやなんです
あなたのいつてしまふのが――
花よりさきに実のなるやうな
種子よりさきに芽の出るやうな
夏から春のすぐ来るやうな
そんな理窟に合はない不自然を
どうかしないでゐて下さい

音読レッスン

いやなんです
あなたのいつ《っ》てしまふ《う》のが――
花《はな》よりさきに実《み》のなるや《よ》うな
種子《たね》よりさきに芽《め》の出《で》るや《よ》うな
夏《なつ》から春《はる》のすぐ来《く》るや《よ》うな
そんな理窟《りくつ》に合《あわ》はない不自然《ふしぜん》を
どうかしないでゐ《い》て下《くだ》さい

解説・豆知識

1941年に龍星閣《りゅうせいかく》から刊行された高村光太郎の『智恵子抄』には、妻の高村（旧姓・長沼）智恵子との愛の記録として書いた、結婚以前から智恵子が亡くなるまでの、およそ30年間の作品、詩29編、短歌六首、散文三編が収められています。1914年に結婚生活が始まりましたが、智恵子は病気に苦しみ、1938年に亡くなりました。『智恵子抄』は1912年に書かれた「人に」から始まります。ここで取り上げたのは、「人に」の冒頭箇所です。

15

羅《ら》生《しょう》門《もん》

芥川《あくたがわ》龍《りゅう》之《の》介《すけ》

舞台は平安時代の京都。この数年災いが続き、都はすっかり荒廃《こうはい》していた。主人の家から暇《ひま》を出され、途方に暮れる下人の男。彼は羅生門で雨宿りをしながら、いっそのこと盗賊になろうかと思い悩むのだった。

（1892〜1927）東京生まれ。東京帝国大学英文科に進学し、学友らとともに作家活動を始める。ほかの作品に『地獄変《じごくへん》』『蜘蛛の糸』『藪の中』など。

広い門の下には、この男のほかに誰もいない。ただ、所々丹塗の剥げた、大きな円柱に、蟋蟀が一匹とまっている。羅生門が、朱雀大路にある以上は、この男のほかにも、雨やみをする市女笠や揉烏帽子が、もう二三人はありそうなものである。

◉脳活文字レッスン

広い門の下

広い門の下

大きな円柱

大きな円柱

広い門の下には、この男のほかに誰もいない。ただ、所々丹塗の剥げた、大きな円柱に、蟋蟀が一匹とまっている。羅生門が、朱雀大路にある以上は、この男のほかにも、雨やみをする市女笠や揉烏帽子が、もう二三人はありそうなものである。

音読レッスン

広《ひろ》い門《もん》の下《した》には、この男《おとこ》のほかに誰《だれ》もいない。ただ、所々《ところどころ》丹塗《にぬり》の剥《は》げた、大《おお》きな円柱《まるばしら》に、蟋蟀《きりぎりす》が一匹《いっぴき》とまっている。羅生門《らしょうもん》が、朱雀大路《すざくおおじ》にある以上《いじょう》は、この男《おとこ》のほかにも、雨《あま》やみをする市女《いちめ》笠《がさ》や揉烏帽子《もみえぼし》が、もう二三人《にさんにん》はありそうなものである。

解説・豆知識

芥川龍之介の『羅生門』は、東京帝国大学在学中の1915年に雑誌『帝国文学』で発表され、のちに一部改稿されました。平安時代後期の説話集『今昔物語集』の一話を原典とする本作は、虚無的な心理ドラマの性格が強い作品です。物語の主な登場人物は「下人」と「老婆」の二人。下人の心理変化や老婆とのやり取りを通じ、「生きるためには悪が許されるのか」という、人間の倫理観やエゴイズムを問う作品です。

16

恩讐《おんしゅう》の彼方《かなた》に

菊池寛《きくちかん》

悪業を悔い、出家して了海《りょうかい》と名乗る市九郎《いちくろう》は、仏道修行に励んだ後、度々死人のでる山越えの難所があることを知る。了海は人々の命を救おうと、洞門を掘り進め道を作る大仕事に取り組むが、その完成間近、過去の仇討ちに実之助《じつのすけ》が現れる。

（1888〜1948）香川県生まれ。京都帝国大学英文科卒。執筆活動の他にも、文藝春秋社の設立や芥川賞・直木賞の創設など、作家の地位向上に尽力した。

こういいながら、了海は実之助の手を取って、小さい穴から山国川の流れを見せた。その穴の真下に黒ずんだ土の見えるのは、岸に添う街道に紛れもなかった。敵と敵とは、そこに手を執り合うて、大歓喜の涙にむせんだのである。

◉脳活文字レッスン

岸に添う街道

岸に添う街道

大歓喜の涙

大歓喜の涙

こういいながら、了海は実之助の手を取って、小さい穴から山国川の流れを見せた。その穴の真下に黒ずんだ土の見えるのは、岸に添う街道に紛れもなかった。敵と敵とは、そこに手を執り合うて、大歓喜の涙にむせんだのである。

音読レッスン

こういいながら、了海《りょうかい》は実之助《じつのすけ》の手《て》を取《と》って、小《ちい》さい穴《あな》から山国川《やまくにがわ》の流《なが》れを見《み》せた。その穴《あな》の真下《ました》に黒《くろ》ずんだ土《つち》の見《み》えるのは、岸《きし》に添《そ》う街道《かいどう》に紛《まぎ》れもなかった。敵《かたき》と敵《かたき》とは、そこに手《て》を執《と》り合《お》うて、大歓喜《だいかんき》の涙《なみだ》にむせんだのである。

解説・豆知識

『恩讐の彼方に』は、江戸時代に豊前《ぶぜんの》国《くに》の耶馬渓《やばけい》の青の洞門を開削した実在の僧である禅海《ぜんかい》の史実からの創作で、1919年に雑誌『中央公論』に発表されました。了海は実之助に斬られることを望みますが、石工の統領の計らいで開通までの日延べとなり、実之助は大業に助力し復讐の期日を短縮することにします。洞門が開通したとき、実之助は敵を討つなどという心よりも、偉業に対する感激の心で胸がいっぱいになりました。

17

城《き》の崎《さき》にて

志賀直哉《しがなおや》

（1883〜1971）宮城県生まれ。日本的な私小説あるいは心境小説を多く手掛けた、白樺派を代表する作家。多くの作家に影響を与え、〝小説の神様〟と称されることも。

「自分」は、山の手線の電車に跳ね飛ばされて怪我をし、養生のため一人で但馬の城崎温泉を訪れた。そこで、蜂と鼠と蠑螈《いもり》の生と死にまつわる情景を目にし、その時の様子を鋭い感受性と観察眼で描写しながら心境を綴った。

山の手線の電車に蹴飛ばされて怪我をした、その後養生に、一人で但馬の城崎温泉へ出掛けた。背中の傷が脊椎カリエスになれば致命傷になりかねないが、そんな事はあるまいと医者に云われた。

◉脳活文字レッスン

山の手線の電車

山の手線の電車

但馬の城崎温泉

但馬の城崎温泉

山の手線の電車に蹴飛ばされて怪我をした、その後養生に、一人で但馬の城崎温泉へ出掛けた。背中の傷が脊椎カリエスになれば致命傷になりかねないが、そんな事はあるまいと医者に云われた。

音読レッスン

山《やま》の手線《てせん》の電車《でんしゃ》に蹴飛《けと》ばされて怪我《けが》をした、その後養生《ごようじょう》に、一人《ひとり》で但馬《たじま》の城《きの》崎温泉《さきおんせん》へ出掛《でか》けた。背中《せなか》の傷《きず》が脊椎《せきつい》カリエスになれば致命傷《ちめいしょう》になりかねないが、そんな事《こと》はあるまいと医者《いしゃ》に云《い》われた。

解説・豆知識

志賀直哉は1913年に電車にはねられて重傷を負い、退院後の養生として城崎温泉を訪れました。そうした経験から、隣り合う生と死というテーマで『城の崎にて』を執筆します。本作は、日常生活の出来事を題材に、自身の心の動きを調和のとれた筆致で描く心境小説を代表する作品として知られています。志賀直哉の簡潔な文体や的確で写実的な描写は文学における到達点を示し、他の作家たちからも高く評価されています。

18

或《あ》る女《おんな》

有島武郎《ありしまたけお》

主人公の早月葉子《さつきようこ》は、木部孤筇《きべこきょう》との恋愛結婚に失敗したあと、在米中の許嫁《いいなずけ》・木村のもとへと向かう。その船中で妻子ある倉地三吉《くらちさんきち》と恋に落ちた葉子は、日本へ帰国し倉地と同棲を始めるも、世間に知られ非難を浴び、徐々に崩壊の道を辿る。

（1878〜1923）東京生まれ。札幌農学校卒業後、アメリカへ留学。帰国後、志賀直哉らが創刊した雑誌『白樺』に参加し、執筆活動を行う。代表作に『カインの末裔』など。

この一生が大事だと思いますよ。生きがいがあったと思うように生きて行きたいと思いますよ。ころんだって倒れたってそんな事を世間のようにかれこれくよくよせずに、ころんだら立って、倒れたら起き上がって行きたいと思います。

◉脳活文字レッスン

一生が大事

一生が大事

世間のように

世間のように

この一生が大事だと思いますよ。
生きがいがあったと思うように
生きて行きたいと思いますよ。ころん
だって倒れたってそんな事を世間の
ようにかれこれくよくよせずに、
ころんだら立って、倒れたら起き
上がって行きたいと思います。

音読レッスン

この一生《いっしょう》が大事《だいじ》だと思《おも》いますよ。生《い》きがいがあったと思《おも》うように生《い》きて行《い》きたいと思《おも》いますよ。ころんだって倒《たお》れたってそんな事《こと》を世間《せけん》のようにかれこれくよくよせずに、ころんだら立《た》って、倒《たお》れたら起《お》き上《あ》がって行《い》きたいと思《おも》います。

解説・豆知識

有島武郎の『或る女』は、1911年から1913年まで雑誌『白樺』に『或る女のグリンプス』として断続的に前編が連載され、のちに書き下ろした後編を加え、1919年に刊行されました。国木田独歩の最初の妻である佐々《ささ》城信子《きのぶこ》をモデルに、明治生まれの急進的な女性の奔放な生き方と悲劇を描き、人生の可能性を追求するリアリズム文学です。抜粋箇所の「この一生が大事…」は、木村の友人である古藤《ことう》が葉子に対して発した台詞の一部です。

19

檸《れ》檬《もん》

梶《かじ》井《い》基《もと》次《じ》郎《ろう》

（1901～1932）大阪生まれ。31歳の若さで亡くなるまで、青春の虚無と退廃の詩情を綴る数々の作品を執筆。他の作品に『桜の樹の下には』『のんきな患者』など。

「私」は得体の知れない憂鬱に襲われ、京都の町を放浪していたが、ある日、果物屋で一個の檸檬を手に入れ、幸福感を覚える。その後立ち寄った丸善書店で、画集の上に檸檬を置き、爆弾を仕掛けたという空想を抱くのだった。

私は埃っぽい丸善の空気が、その檸檬の周囲だけ変に緊張しているような気がした。私はしばらくそれを眺めていた。

不意に第二のアイディアが起った。その奇妙なたくらみはむしろ私をぎょっとさせた。

◉脳活文字レッスン

檸檬の周囲

奇妙なたくらみ

私は埃っぽい丸善の空気が、その檸檬の周囲だけ変に緊張しているような気がした。私はしばらくそれを眺めていた。

不意に第二のアイディアが起った。

その奇妙なたくらみはむしろ私をぎょっとさせた。

音読レッスン

私《わたし》は埃《ほこり》っぽい丸善《まるぜん》の空気《くうき》が、その檸檬《れもん》の周囲《しゅうい》だけ変《へん》に緊張《きんちょう》しているような気《き》がした。私《わたし》はしばらくそれを眺《なが》めていた。不意《ふい》に第二《だいに》のアイディアが起《おこ》った。その奇妙《きみょう》なたくらみはむしろ私《わたし》をぎょっとさせた。

解説・豆知識

短編小説『檸檬』は、友人らと創刊した同人誌『青空』の創刊号に発表した、梶井基次郎の処女作であり、代表作でもあります。抜粋箇所の一節は、物語の終盤、主人公が書店で画集を棚から抜いたまま戻さずに積み重ね、その頂きに果物屋で買った檸檬を置いた後の描写です。しばらく眺めた後、そのままにして「私」は外に出ます。それは奇怪な行動でしたが、憂鬱であった「私」になぜか高揚感を与えるのでした。

20

露《つゆ》

金子《かねこ》みすゞ

金子みすゞの「露」は、１９２６年の児童雑誌『童話』四月号の特別募集第一席となった詩。その後、金子みすゞ作品の魅力が再発見される流れに伴い、数々の書籍に収載される。蜂が花の蜜を吸い受粉につながるという情景を豊かな想像力で詠った。

（１９０３〜１９３０）山口県生まれ。童謡詩人。20歳の頃から童謡の執筆を開始。故郷を題材にした作品を童謡誌や婦人誌で発表。代表作に「大漁」「私と小鳥と鈴と」など。

誰にも言わずにおきましょう。
朝のお庭のすみっこで、
花がほろりと泣いたこと。
もしも噂がひろがって
蜂のお耳へはいったら、
わるいことでもしたように
蜜をかえしに行くでしょう。

◉脳活文字レッスン

誰にも言わず

誰にも言わず

朝のお庭

朝のお庭

誰にも言わずにおきましょう。
朝のお庭のすみっこで、
花がほろりと泣いたこと。
もしも噂がひろがって
蜂のお耳へはいったら、
わるいことでもしたように
蜜をかえしに行くでしょう。

音読レッスン

誰《だれ》にも言《い》わずにおきましょう。
朝《あさ》のお庭《にわ》のすみっこで、
花《はな》がほろりと泣《な》いたこと。
もしも噂《うわさ》がひろがって
蜂《はち》のお耳《みみ》へはいったら、
わるいことでもしたように
蜜《みつ》をかえしに行《ゆ》くでしょう。

解説・豆知識

金子みすゞは、20歳で『童話』『婦人倶楽部』『婦人画報』などの雑誌に投稿を始め、生まれ故郷の仙崎漁港を題材にした作品などで詩人の西条八十《さいじょうやそ》に認められます。「露」の発表は『童話』1926年4月号ですが、この年の二月に結婚し、11月には長女が生まれました。しかし、夫の放蕩《ほうとう》が原因で離婚し、26歳で睡眠薬自殺を遂げます。手帳に残された遺稿集が、死後50年以上過ぎた1984年に『金子みすゞ全集』として刊行されました。

練習スペース（コピーしての利用もできます）

昭和の文学

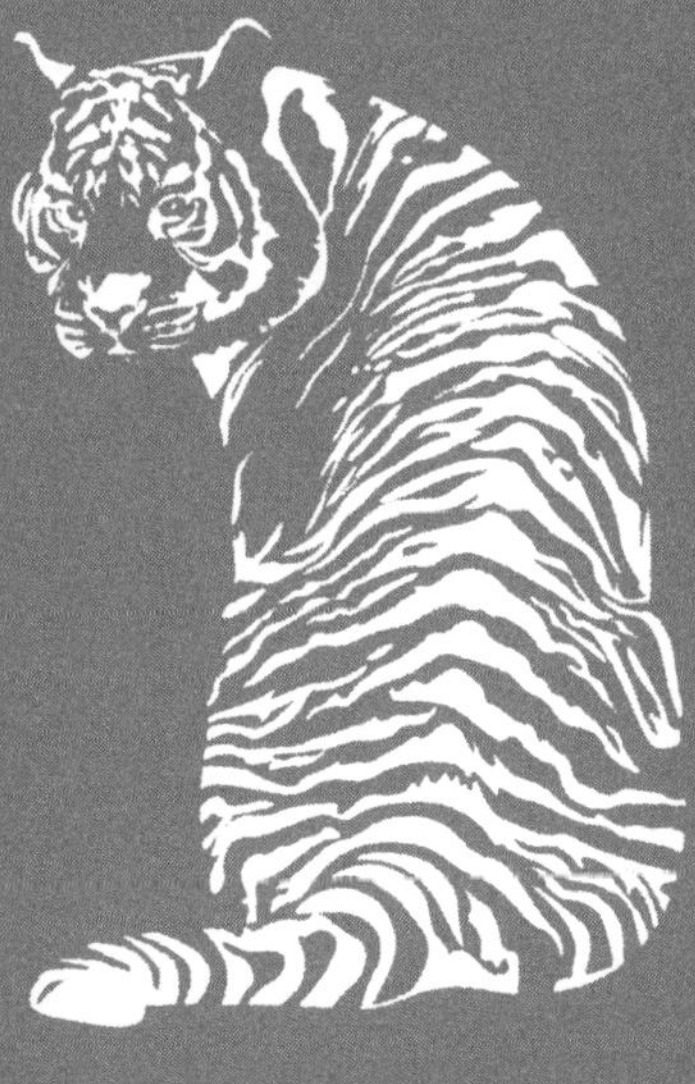

21

蟹工船《かにこうせん》

北洋オホーツク海の蟹工船における労働者搾取や虐待の実態をあばき、労働者の蜂起と挫折を描く。蟹工船の労働者たちは、過酷な労働を強いられ、命を落とすことさえあった。過酷な労働条件に抗い、団結して立ち上がるまでの過程を描く。

小林多喜二《こばやしたきじ》

（1903〜1933）秋田県生まれ。小樽高商卒業後に就職した銀行を解雇され、上京。プロレタリア文学の旗手として活動し、労働運動に参加。逮捕され、29歳で獄中死する。

「おい地獄さ行ぐんだで！」

二人はデッキの手すりに寄りかかって、蝸牛が背のびをしたように延びて、海を抱え込んでいる函館の街を見ていた。——漁夫は指元まで吸いつくした煙草を唾と一緒に捨てた。

◉脳活文字レッスン

蝸牛が背のび

函館の街

「おい地獄さ行ぐんだで！」二人はデッキの手すりに寄りかかって、蝸牛が背のびをしたように延びて、海を抱え込んでいる函館の街を見ていた。――漁夫は指元まで吸いつくした煙草を唾と一緒に捨てた。

音読レッスン

「おい地獄《じごく》さ行《い》ぐんだで！」二人《ふたり》はデッキの手《て》すりに寄《よ》りかかって、蝸牛《かたつむり》が背《せ》のびをしたように延《の》びて、海《うみ》を抱《かか》え込《こ》んでいる函館《はこだて》の街《まち》を見《み》ていた。――漁《ぎょ》夫《ふ》は指元《ゆびもと》まで吸《す》いつくした煙草《たばこ》を唾《つば》と一緒《いっしょ》に捨《す》てた。

解説・豆知識

蟹工船とは、蟹を獲りその場で缶詰に加工する工場船のことです。事業化された初期の蟹工船では、作業員が酷使されしばしば労働争議が起こり、「工船博愛丸《はくあいまる》事件」でその実態が浮き彫りになりました。この事件をモデルとして小林多喜二は、１９２９年にプロレタリア文学の機関誌『戦旗《せんき》』に『蟹工船』を発表します。抜粋箇所は、函館の港に停泊中の博光丸《はっこうまる》の甲板で二人の漁夫がオホーツク海への出港を待つ、書き出しの場面です。

22

機械《きかい》

横光利一《よこみつりいち》

ネームプレート製造所の住み込み職人になった「私」が、工場の主人、同僚の軽部および屋敷との関係を独白するような文体で綴った実験小説。作業員の三人は互いに疑心暗鬼のまま仕事を続けるが、後にある事件に見舞われる。

（1898～1947）　福島県生まれ。巧みな構成と言語技巧を駆使した新鮮な文章表現で知られ、先駆的な文学活動を続けた。著作に『日輪』『上海』『旅愁』など。

私はただ近づいて来る機械の鋭い先尖がじりじり私を狙っているのを感じるだけだ。誰かもう私に代って私を審いてくれ。私が何をして来たかそんなことを私に聞いたって私の知っていよう筈がないのだから。

◉脳活文字レッスン

機械の鋭い先尖

機械の鋭い先尖

私を審いてくれ

私を審いてくれ

私はただ近づいて来る機械の
鋭い先尖がじりじり私を狙って
いるのを感じるだけだ。誰かもう
私に代って私を審いてくれ。
私が何をして来たかそんなことを
私に聞いたって私の知っていよう
筈がないのだから。

音読レッスン

私《わたし》はただ近《ちか》づいて来《く》る機械《きかい》の鋭《するど》い先尖《せんせん》がじりじり私《わたし》を狙《ねら》っているのを感《かん》じるだけだ。誰《だれ》かもう私《わたし》に代《かわ》って私《わたし》を審《さば》いてくれ。私《わたし》が何《なに》をして来《き》たかそんなことを私《わたし》に聞《き》いたって私《わたし》の知《し》っていよう筈《はず》がないのだから。

解説・豆知識

横光利一の『機械』は、１９３０年に雑誌『改造』に掲載されました。主人が製作品の代金を落としてしまい、作業員の三人は賃金を貰えなくなります。その夜、三人で酒を飲み続け、「私」が目を覚ますと屋敷が薬品を飲んで死んでいました。屋敷の死が事故死か殺人なのか。「私」は自分のことすら疑いはじめ、混乱します。抜粋箇所の「私はただ近づいて来る機械…」の部分は、「私」が混乱するクライマックスの場面です。

23

陰翳礼讃《いんえいらいさん》

谷崎潤一郎《たにざきじゅんいちろう》

谷崎潤一郎は、1923年の関東大震災に伴う関西移住を機に、日本文化を問いなおす作品を執筆し始める。西洋文明の波が押し寄せるなかで、日本の暮らしには調度品から家屋まで、至るところに陰翳を基調とした美があると綴った。

（1886～1965）東京生まれ。文壇デビュー当初は〝耽美〟や〝背徳〟をモチーフに執筆をしていたが、関西移住後は日本の古典美に傾倒。他の作品に『痴人《ちじん》の愛』など。

「掻き寄せて結べば柴の庵なり解くればもとの野原なりけり」と云う古歌があるが、われわれの思索のしかたはとかくそう云う風であって、美は物体にあるのではなく、物体と物体との作り出す陰翳のあや、明暗にあると考える。

◉脳活文字レッスン

柴の庵なり

柴の庵なり

明暗にある

明暗にある

「掻き寄せて結べば柴の庵なり解くればもとの野原なりけり」と云う古歌があるが、われわれの思索のしかたはとかくそう云う風であって、美は物体にあるのではなく、物体と物体との作り出す陰翳のあや、明暗にあると考える。

音読レッスン

「掻《か》き寄《よ》せて結《むす》べば柴《しば》の庵《いおり》なり解《と》くればもとの野原《のはら》なりけり」と云《い》う古歌《こか》があるが、われわれの思索《しさく》のしかたはとかくそう云《い》う風《ふう》であって、美《び》は物体《ぶったい》にあるのではなく、物体《ぶったい》と物体《ぶったい》との作《つく》り出《だ》す陰翳《いんえい》のあや、明暗《めいあん》にあると考《かんが》える。

解説・豆知識

谷崎潤一郎の随筆『陰翳礼讃』は、1933年12月から1934年1月にかけて雑誌『経済往来』に発表されました。日本美の再発見に言及し、古典回帰の思いが綴られています。日本古来の物や生活習慣の美に触れつつ、陰翳に富む日本家屋との関係を指摘し、「失いつつある陰翳の世界を、せめて文学の領域へでも呼び返してみたい」と締め括りました。「掻き寄せて…」の古歌は、天台座主に四度就任した慈円の和歌です。

24

銀《ぎん》河《が》鉄《てつ》道《どう》の夜《よる》

宮沢賢治《みやざわけんじ》

星祭りの日、貧しい少年・ジョバンニは、親友のカムパネルラと銀河を巡る列車に乗り合わせ、様々な人と出会う幻想的な旅に出かける。旅を終え目を覚ましたジョバンニは、カムパネルラが級友を救おうとして溺死したことを知る。

（1896〜1933）岩手県花巻生まれ。生前は自費出版のみでほぼ無名だったが、遺稿が出版され有名に。代表作に『注文の多い料理店』『雨ニモマケズ』など。

ねだんがやすくならないために、わざと穫れないふりをして、かくしておいた金剛石を、誰かがいきなりひっくりかえして、ばらまいたというふうに、眼の前がさあっと明るくなって、ジョバンニは、思わず何べんも眼をこすってしまいました。

◉脳活文字レッスン

穫れないふり

穫れないふり

眼をこすって

眼をこすって

ねだんがやすくならないために、わざと獲れないふりをしてかくしておいた金剛石を、誰かがいきなりひっくりかえして、ばらまいたというふうに、眼の前がさあっと明るくなって、ジョバンニは、思わず何べんも眼をこすってしまいました。

音読レッスン

ねだんがやすくならないために、わざと獲《と》れないふりをして、かくしておいた金剛石《こんごうせき》を、誰《だれ》かがいきなりひっくりかえして、ばらまいたというふうに、眼《め》の前《まえ》がさあっと明《あか》るくなって、ジョバンニは、思《おも》わず何《なん》べんも眼《め》をこすってしまいました。

解説・豆知識

本作は1924年ごろ初稿が成立し、その後幾度も改稿を重ねましたが、宮沢賢治が亡くなったことで未完成となっています。全九章からなりますが、抜粋箇所は六章「銀河ステーション」の一節。急に目の前が明るくなり、ジョバンニは自分が列車に乗っていること、そしてすぐ前の席にカムパネルラが座っていることに気づきました。ジョバンニは級友から疎外され孤独でしたが、カムパネルラとは小さな頃からの友達でした。

25

怪人二十面相《かいじんにじゅうめんそう》

泥棒だが、殺人は犯さないという美学を持つ変装の名人・二十面相。20の顔を持ち、謎に包まれた二十面相に、名探偵の明智小五郎《あけちこごろう》と助手の小林少年率いる少年探偵団が迫る。ミステリー界の大作家による、少年少女向け探偵物語の金字塔。

江戸川乱歩《えどがわらんぽ》

（1894～1965） 三重県生まれ。筆名は小説家エドガー・アラン・ポーをもじったもの。推理小説における様々なスタイルを開拓。他の作品に『D坂の殺人事件』など。

二十種もの顔を持っているけれど、そのうちの、どれがほんとうの顔なのだか、だれも知らない。いや、賊自身でも、ほんとうの顔をわすれてしまっているのかもしれません。それほど、たえずちがった顔、ちがった姿で、人の前にあらわれるのです。

◉脳活文字レッスン

二十種もの顔

二十種もの顔

ちがった姿で

ちがった姿で

二十種もの顔を持っているけれど、そのうちの、どれがほんとうの顔なのだか、だれも知らない。いや、賊自身でも、ほんとうの顔をわすれてしまっているのかもしれません。それほど、たえずちがった顔、ちがった姿で、人の前にあらわれるのです。

音読レッスン

二十種《にじゅっしゅ》もの顔《かお》を持《も》っているけれど、そのうちの、どれがほんとうの顔《かお》なのだか、だれも知《し》らない。いや、賊自身《ぞくじしん》でも、ほんとうの顔《かお》をわすれてしまっているのかもしれません。それほど、たえずちがった顔《かお》、ちがった姿《すがた》で、人《ひと》の前《まえ》にあらわれるのです。

解説・豆知識

江戸川乱歩は早稲田大学政経学部を卒業後、様々な職業を転々とし、1923年に雑誌『新青年』に掲載された『二銭銅貨《にせんどうか》』で文壇デビューをします。ここで取り上げた『怪人二十面相』は、江戸川乱歩のジュニア向け推理小説シリーズの第一作で、1936年に『少年倶楽部』に連載されました。二十面相のモデルは、フランスの推理作家モーリス・ルブランが創作した物語の主人公、アルセーヌ・ルパンです。

26

風立《かぜた》ちぬ

堀辰雄《ほりたつお》

舞台は八ヶ岳山麓のサナトリウム。主人公の「私」は、重い結核に冒された婚約者節子の病床に寄り添う。医者より病状がかなり悪いと告げられるが、限られた時間の中で、生きる意味とは何か、幸せとは何かを模索する、愛と幸福の物語。

（1904～1953）東京生まれ。東京帝国大学国文科卒。ヨーロッパの詩人などから影響を受け、知性と叙情が融合した散文芸術の一極致を示す。他の作品に『聖家族』など。

我々の人生なんぞというものは要素的には実はこれだけなのだ、そして、こんなささやかなものだけで私達がこれほどまで満足していられるのは、ただ私がそれをこの女と共にしているからなのだ、と云うことを私は確信して居られた。

◉脳活文字レッスン

我々の人生

我々の人生

私は確信して

私は確信して

我々の人生なんぞというものは要素
的には実はこれだけなのだ、そして、
こんなささやかなものだけで私達が
これほどまで満足していられるのは、
ただ私がそれをこの女と共にしてい
るからなのだ、と云うことを私は確
信して居られた。

音読レッスン

我々《われわれ》の人生《じんせい》なんぞというものは要素的《ようそてき》には実《じつ》はこれだけなのだ、そして、こんなささやかなものだけで私達《わたしたち》がこれほどまで満足《まんぞく》していられるのは、ただ私《わたし》がそれをこの女《おんな》と共《とも》にしているからなのだ、と云《い》うことを私《わたし》は確信《かくしん》して居《い》られた。

解説・豆知識

堀辰雄が婚約者の死に遭い執筆した『風立ちぬ』は、1936年から諸誌に分載され、1938年に野田書房から刊行されました。「風立ちぬ、いざ生きめやも」と、フランスの詩人バレリーの詩句の引用からはじまり、エピローグには主人公の「私」が物語のなかで読むという形で、リルケの『鎮魂歌（レクイエム）』が置かれています。ここで取り上げたのは、節子とのサナトリウムでの日々における心情がよくあらわれた一節です。

27

『草木塔《そうもくとう》』より

種田山頭火《たねださんとうか》

（1882〜1940）山口県防府生まれ。荻原井泉水《おぎわらせいせんすい》に師事し、『層雲《そううん》』に投句。漂泊托鉢の生涯と自在闊達な自由律句で知られる。他の作品に『山行水行《さんこうすいこう》』など。

種田山頭火の集大成ともいえる句集『草木塔』の刊行は1940年。熊本の曹洞宗の寺で出家した山頭火は、旅と句と酒に生き、全国を行脚する漂泊托鉢《ひょうはくたくはつ》と庵での暮らしを続け、その生涯と心境を五・七・五にこだわらない自由律俳句にした。

・酔うてこほろぎと寝てゐたよ

・今日の道のたんぽぽ咲いた

・まつすぐな道でさみしい

・また一枚ぬぎすてる旅から旅

・うしろすがたのしぐれてゆくか

・踏みわけるま萩よすすきよ

◉脳活文字レッスン

寝てゐたよ

寝てゐたよ

踏みわける

踏みわける

27

『草木塔』より　種田山頭火

・酔うてこほろぎと寝てゐたよ

・今日の道のたんぽぽ咲いた

・まつすぐな道でさみしい

・また一枚ぬぎすてる旅から旅

・うしろすがたのしぐれてゆくか

・踏みわける萩よすすきよ

音読レッスン

・酔《よ》うてこほ《お》ろぎと寝《ね》てゐ《い》たよ
・今日《きょう》の道《みち》のたんぽぽ咲《さ》いた
・まつ《っ》すぐな道《みち》でさみしい
・また一枚《いちまい》ぬぎすてる旅《たび》から旅《たび》
・うしろすがたのしぐれてゆくか
・踏《ふ》みわける萩《はぎ》よすすきよ

解説・豆知識

種田山頭火は、小さい頃に母の自殺という大きな衝撃を受けました。その後、早稲田大学大学部文学科に入学しますが、神経衰弱で退学し帰郷します。その後も、生家が破産し、父弟の死に遭うなど、不幸が続きます。妻子と別れ、職を転々とし、熊本の曹洞宗報恩寺で出家した山頭火は、生涯にわたって漂泊托鉢の旅と各地の草庵での一時的な定住を繰り返しながら、自由律の句作に励み、57歳で松山市にある庵で亡くなりました。

28

ごん狐《ぎつね》

新美南吉《にいみなんきち》

（1913～1943）愛知県生まれ。豊かな空想と民話的なスタイルで書かれた童話が秀逸。ほかの代表作に『おじいさんのランプ』『牛をつないだ椿の木』など。

悪戯好きの小狐「ごん」は、兵十が捕らえた鰻を盗むが、きっと病気の母に食べさせたかったのだと後悔する。その後、ごんは母に死なれた兵十を気の毒に思い、栗などを届けることにするが、兵十は鉄砲でごんを撃ち殺してしまう。

「ごん、お前だったのか。いつも
栗をくれたのは」
ごんは、ぐったりと目をつぶっ
たまま、うなずきました。
兵十は火縄銃をばたりと、とり
落しました。青い煙が、まだ筒口
から細く出ていました。

◉脳活文字レッスン

青い煙が

青い煙が

筒口から細く

筒口から細く

「ごん、お前だったのか。いつも
栗をくれたのは」
ごんは、ぐったりと目をつぶっ
たまま、うなずきました。
兵十は火縄銃をばたりと、とり
落しました。青い煙が、まだ筒口
から細く出ていました。

音読レッスン

「ごん、お前《まえ》だったのか。いつも栗《くり》をくれたのは」ごんは、ぐったりと目《め》をつぶったまま、うなずきました。兵《ひょう》十《じゅう》は火《ひ》縄《なわ》銃《じゅう》をばたりと、とり落《おと》しました。青《あお》い煙《けむり》が、まだ筒口《つつぐち》から細《ほそ》く出《で》ていました。

解説・豆知識

新美南吉の童話『ごん狐』は、1932年に雑誌『赤い鳥』に掲載される際に、鈴木三重吉が児童向けに改筆していま す。新美南吉の原稿も現存しますが、国語の教材などで広く流布している『ごん狐』は、鈴木三重吉によって推敲された作品です。郷土の民話的な口承が、贖罪について考えさせる童話として完成しました。「ごん、お前だったのか」の結末は悲劇的ですが、ここに至るストーリー展開が秀逸であり感銘を受けます。

29

『五百句《ごひゃっく》』より

高浜虚子《たかはまきょし》

（1874～1959）愛媛県松山生まれ。俳人、小説家。俳句伝統の定型、季語を守る決意を表明し、花鳥諷詠《かちょうふうえい》と客観写生《きゃっかんしゃせい》を説いた。他の作品に『虚子俳話』『鶏頭』など。

高浜虚子『五百句』は、雑誌『ホトトギス』５００号の記念に１９３７年に改造社から刊行された句集。虚子は１８９８年に『ホトトギス』を継承し、主宰として権威ある雑誌へと育てあげた。

・遠山に日の当りたる枯野かな

・春風や闘志いだきて丘に立つ

・鎌倉を驚かしたる余寒あり

・われの星燃えてをるなり星月夜

・虹立ちて雨逃げて行く広野かな

・大空に羽子の白妙とどまれり

◉脳活文字レッスン

闘志いだきて

闘志いだきて

広野かな

広野かな

・遠山に日の当りたる枯野かな
・春風や闘志いだきて丘に立つ
・鎌倉を驚かしたる余寒あり
・われの星燃えてをるなり星月夜
・虹立ちて雨逃げて行く広野かな
・大空に羽子の白妙とどまれり

『五百句』より　高浜虚子

音読レッスン

・遠山《とおやま》に日《ひ》の当《あた》りたる枯野《かれの》かな
・春風《はるかぜ》や闘志《とうし》いだきて丘《おか》に立《た》つ
・鎌倉《かまくら》を驚《おどろ》かしたる余寒《よかん》あり
・われの星《ほし》燃《も》えてをるなり星月夜《ほしづきよ》
・虹《にじ》立《た》ちて雨逃《あめに》げて行《い》く広野《こうや》かな
・大空《おおぞら》に羽子《はご》の白妙《しろたえ》とどまれり

解説・豆知識

句集『五百句』は、高浜が俳句をつくり始め、正岡子規より〝虚子〟の号を授かった1891年ごろから1935年までの自選で、明治128句、大正161句、昭和211句が収められています。俳句の伝統を守り後進を導いた虚子の代表句集で、これ以降も『五百五十句』『六百句』『六百五十句』が同じ趣旨で刊行されました。1913年の「春風や…」の句は、河東碧梧桐《かわひがしへきごとう》らの新傾向俳句に対し、俳句の伝統を守る決意が込められています。

30

山月記《さんげつき》

中島《なかじま》 敦《あつし》

唐代の役人・李徴《りちょう》は官吏の身分に満足せず、詩人として名を遺すことを望むも、果たせずに姿を暗ます。行方不明の李徴は虎の姿になっていたが、山中で旧友・袁傪《えんさん》と再会し、不幸な運命を語り、詩の伝録と妻子への取り計らいを頼むのだった。

（1909〜1942）東京生まれ。父兄から漢学の教育を受けて育つ。東京帝国大学文学部国文科卒。ほかの作品に『光と風と夢』『名人伝』『弟子』など。

己は詩によって名を成そうと思いながら、進んで師に就いたり、求めて詩友と交って切磋琢磨に努めたりすることをしなかった。かといって、又、己は俗物の間に伍することも潔しとしなかった。

◉脳活文字レッスン

名を成そう

名を成そう

切磋琢磨に努め

切磋琢磨に努め

己は詩によって名を成そうと思いながら、進んで師に就いたり、求めて詩友と交って切磋琢磨に努めたりすることをしなかった。かといって、又、己は俗物の間に伍することも潔しとしなかった。

音読レッスン

己《おのれ》は詩《し》によって名《な》を成《な》そうと思《おも》いながら、進《すす》んで師《し》に就《つ》いたり、求《もと》めて詩友《しゆう》と交《まじ》って切磋琢磨《せっさたくま》に努《つと》めたりすることをしなかった。かといって、又《また》、己《おのれ》は俗物《ぞくぶつ》の間《あいだ》に伍《ご》することも潔《いさぎよ》しとしなかった。

解説・豆知識

中島敦の『山月記』は、中国唐代の伝奇『人虎伝』を素材とした短編小説で、1942年に雑誌『文學界』に発表されました。虎になった李徴は、かつて作った詩のうち記憶しているおよそ30編を袁傪の前でそらんじましたが、それを聞いた袁傪は、素質はあるが、一流の作品となるには何か欠けているように感じました。李徴は過去の自分を振り返り、臆病な自尊心と尊大な羞恥心のせいで、詩家として大成せずに虎になり果てたのだと語ります。

31

堕落論《だらくろん》

坂口安吾《さかぐちあんご》

（1906～1955）新潟生まれ。東洋大学卒。偽善より無頼をよしとし、旧価値観の喪失という状況下で無頼派《ぶらいは》と称された。他の代表作に『白痴』など。

1946年に発表された評論。坂口安吾は終戦後の混迷する日本社会を見て、人間の本来の姿としての〝堕落〟を考察し、戦争に負けたからではなく、元から人間には堕落性があるとし、敗戦後の日本人に新しいモラルを追求するきっかけを与えた。

戦争に負けたから堕ちるのではないのだ。人間だから堕ちるのであり、生きているから堕ちるだけだ。だが人間は永遠に堕ちぬくことはできないだろう。なぜなら人間の心は苦難に対して鋼鉄の如くでは有り得ない。

◉脳活文字レッスン

心は苦難に

心は苦難に

鋼鉄の如く

鋼鉄の如く

戦争に負けたから堕ちるのではないのだ。人間だから堕ちるのであり、生きているから堕ちるだけだ。だが人間は永遠に堕ちぬくことはできないだろう。なぜなら人間の心は苦難に対して鋼鉄の如くでは有り得ない。

音読レッスン

戦争《せんそう》に負《ま》けたから堕《お》ちるのではないのだ。人間《にんげん》だから堕《お》ちるのであり、生《い》きているから堕ちるだけだ。だが人間《にんげん》は永遠《えいえん》に堕《お》ちぬくことはできないだろう。なぜなら人間《にんげん》の心《こころ》は苦難《くなん》に対《たい》して鋼鉄《こうてつ》の如《ごと》くでは有《あ》り得《え》ない。

解説・豆知識

坂口安吾の評論『堕落論』は、1946年に雑誌『新潮』に発表され、翌年に単行本が銀座出版から刊行されました。戦後の混迷のなかで人間の本質を洞察し、敗戦に虚脱した人々に衝撃と明日へ踏み出すための基盤を与え、第二次世界大戦後の批評を代表する一編となりました。抜粋箇所の「戦争に負けたから…」ではじまる文章は評論の終盤ですが、「自分自身を発見し、救わなければならない」という内容で締め括られています。

32

雪国《ゆきぐに》

川端康成《かわばたやすなり》

（1899～1972）大阪生まれ。東京帝国大学英文科から国文科へ移籍し卒業。ノーベル文学賞受賞者。ほかの代表作に『伊豆の踊子』『千羽鶴』『古都』など。

主人公の島村は、妻子を持ちながら、芸者の駒子《こまこ》に会いに雪国の温泉旅館に通い、二人は距離を縮めていく。島村は雪国に向かう列車の中で、病人の男に甲斐甲斐しく付き添う若い娘を見て、興味を引かれるのだった。

国境の長いトンネルを抜けると雪国であった。夜の底が白くなった。信号所に汽車が止まった。

向側の座席から娘が立って来て島村の前のガラス窓を落した。雪の冷気が流れこんだ。

◉脳活文字レッスン

トンネルを抜け

トンネルを抜け

汽車が止まった。

汽車が止まった。

国境の長いトンネルを抜けると雪国であった。夜の底が白くなった。信号所に汽車が止まった。向側の座席から娘が立って来て島村の前のガラス窓を落した。雪の冷気が流れこんだ。

音読レッスン

国境《こっきょう》の長《なが》いトンネルを抜《ぬ》けると雪国《ゆきぐに》であった。夜《よる》の底《そこ》が白《しろ》くなった。信号所《しんごうじょ》に汽車《きしゃ》が止《と》まった。向側《むかいがわ》の座席《ざせき》から娘《むすめ》が立《た》って来《き》て、島村《しまむら》の前《まえ》のガラス窓《まど》を落《おと》した。雪《ゆき》の冷気《れいき》が流《なが》れこんだ。

解説・豆知識

川端康成の『雪国』は、１９３５から１９３７年に諸誌に分載され、いったん刊行されましたが、１９４０年から１９４７年にかけて再び書き継がれました。越後湯沢での実体験を素材にした中期の代表作で、書き出しの「国境の長いトンネル…」の一節をはじめ、詩的な文体が印象的です。戦争の時代に、徒労のままの人生を懸命に生き抜くことを描き、生きることの意味や愛とは何かを見つけ出そうとする作者の思いが感じられます。

33

人間失格《にんげんしっかく》

太宰治《だざいおさむ》

大庭葉蔵の手記を紹介するという形式をとり、「はしがき」と「あとがき」には作者の「私」が葉蔵の三枚の写真と三冊のノートを知人から預かった経緯が書かれる。作者自身の生涯を投影させ、自己への徹底した考察から、人間存在の本質を問う。

（1909～1948）青森生まれ。生家は大地主であったが、苦悩に満ちた生涯を送る。ほかの代表作に『走れメロス』『津軽』『ヴィヨンの妻』『斜陽』など。

恥の多い生涯を送って来ました。

自分には、人間の生活というものが、見当つかないのです。自分は東北の田舎に生れましたので、汽車をはじめて見たのは、よほど大きくなってからでした。

◉脳活文字レッスン

人間の生活

人間の生活

東北の田舎

東北の田舎

恥の多い生涯を送って来ました。自分には、人間の生活というものが、見当つかないのです。自分は東北の田舎に生れましたので、汽車をはじめて見たのは、よほど大きくなってからでした。

音読レッスン

恥《はじ》の多《おお》い生涯《しょうがい》を送《おく》って来《き》ました。自分《じぶん》には、人間《にんげん》の生活《せいかつ》というものが、見当《けんとう》つかないのです。自分《じぶん》は東北《とうほく》の田舎《いなか》に生《う》まれましたので、汽車《きしゃ》をはじめて見《み》たのは、よほど大《おお》きくなってからでした。

解説・豆知識

『人間失格』は、「はしがき」「第一の手記」「第二の手記」「第三の手記」「あとがき」で構成されており、抜粋箇所の「恥の多い生涯を…」に続く一節は、「第一の手記」の冒頭部分です。

太宰治の作品は、自己破滅的な作風の前期、安定した作風へ移行する中期、便乗思想への反発を強めた第二次世界大戦後の後期に分けられます。太宰治は、後期の代表作である本作執筆後に入水自殺を遂げました。

34

老《ろう》妓《ぎ》抄《しょう》

岡本《おかもと》かの子《こ》

老妓の本名は平出園子。永年の辛苦で財産を築いたが、現状に安住せずに新しい稽古事に励むなど、好奇心に溢れ、生命力に満ちた生活を送る。彼女は出入りの電気器具店の青年に目をかけ、発明家として育てようと試みる。

（1889～1939）東京生まれ。歌人、小説家。耽美的な作風を特徴とし、仏教思想が貫かれた作品を数多く残す。ほかに『母子叙情』『金魚撩乱』『生々流転』など。

目立たない洋髪に結び、市楽の着物を堅気風につけ、小女一人連れて、憂鬱な顔をして店内を歩き廻る。恰幅のよい長身に両手をだらりと垂らし、投出して行くような足取りで、一つところを何度も廻り返す。

◉脳活文字レッスン

市楽の着物

市楽の着物

何度も廻り返す。

何度も廻り返す。

目立たない洋髪に結び、市楽の着物を堅気風につけ、小女一人連れて、憂鬱な顔をして店内を歩き廻る。恰幅のよい長身に両手をだらりと垂らし、投出して行くような足取りで、一つところを何度も廻り返す。

音読レッスン

目《め》立《だ》たない洋髪《ようはつ》に結《むす》び、市楽《いちらく》の着物《きもの》を堅気風《かたぎふう》につけ、小女《こおんな》一人《ひとり》連《つ》れて、憂鬱《ゆううつ》な顔《かお》をして店内《てんない》を歩《ある》き廻《まわ》る。恰幅《かっぷく》のよい長身《ちょうしん》に両手《りょうて》をだらりと垂《た》らし、投出《なげだ》して行《い》くような足取《あしど》りで、一《ひと》つところを何度《なんど》も廻《まわ》り返《かえ》す。

解説・豆知識

岡本かの子の短編小説『老妓抄』は、1938年に雑誌『中央公論』に発表され、翌年に同名の短編集に収録されました。岡本かの子は、浪漫派歌人として出発し、結婚後に夫婦間の自我の葛藤から神経衰弱を患い、宗教に救いを求める期間を経て、小説の試作を始め、芥川龍之介をモデルにした小説『鶴は病みき』でデビューします。取り上げた「目立たない洋髪…」は、物語の冒頭で平出園子の容姿を描写する文章の一部です。

35

二十四《にじゅうし》の瞳《ひとみ》

壺井《つぼい》 栄《さかえ》

瀬戸内海の小豆島の分教場《ぶんきょうじょう》に勤める大石久子先生と12人の教え子の、太平洋戦争による受難と心の触れ合いを抒情的に描く。教え子たちは貧困や戦争で苦難を強いられ、大石先生も夫が戦死し、三人の子どものうち一人を病気で亡くす。

（1899〜1967）香川県生まれ。社会革新の思想を内に秘めつつ、庶民的感覚と愛情にみちた作風で支持された。ほかに『暦』『柿の木のある家』など。

今日はじめて教壇に立った大石先生の心に、今日はじめて集団生活につながった十二人の一年生の瞳は、それぞれの個性にかがやいてことさら印象ぶかくうつったのである。

この瞳を、どうしてにごしてよいものか！

◉脳活文字レッスン

一年生の瞳

一年生の瞳

個性にかがやいて

個性にかがやいて

35

二十四の瞳　壺井栄

今日はじめて教壇に立った大石先生の心に、今日はじめて集団生活につながった十二人の一年生の瞳は、それぞれの個性にかがやいてことさら印象ぶかくうつったのである。この瞳を、どうしてにごしてよいものか！

音読レッスン

今日《きょう》はじめて教壇《きょうだん》に立《た》った大石先生《おおいしせんせい》の心《こころ》に、今日《きょう》はじめて集団生活《しゅうだんせいかつ》につながった十二人《じゅうににん》の一年生《いちねんせい》の瞳《ひとみ》は、それぞれの個性《こせい》にかがやいてことさら印象《いんしょう》ぶかくうつったのである。この瞳《ひとみ》を、どうしてにごしてよいものか！

解説・豆知識

『二十四の瞳』は、1952年にキリスト教系の雑誌『ニュー・エイジ』に連載され、同年12月に光文社から刊行されました。小豆島に生まれた大石先生は、女学校の師範科を卒業し、島の岬の小学校に赴任し、12人の子どもを受け持ちます。作品にはその後の半生が描かれ反戦の思いが綴られています。抜粋箇所の「今日はじめて教壇に…」の部分は、物語の序盤ではじめて教壇に立った日の帰路、大石先生が教師としての決意を高める場面です。

36

断腸亭日乗《だんちょうていにちじょう》

永井荷風《ながいかふう》

（1879〜1959）東京出身。小説家。1903年から1908年までアメリカなどに外遊する。帰国後に『あめりか物語』を発表し、耽美派を代表する流行作家となる。

永井荷風が38歳から79歳の死の前日まで、42年間にわたって書き続けた日記。日々の細やかな記録だけにとどまらず、戦争に至り、そして敗戦後まで、激動期の日本社会の世相や、それらに対する批判も綴った敗戦日記としても貴重な資料。

又外出の際には日誌を下駄箱の中にかくしたり。今翁草の文をよみて慚愧すること甚し。今日以後余の思ふところは寸毫も憚り恐るる事なく之を筆にして後世史家の資料に供すべし。

◉脳活文字レッスン

下駄箱の中

下駄箱の中

史家の資料

史家の資料

又外出の際には日誌を下駄箱の中にかくしたり。今翁草の文をよみて慚愧すること甚し。今日以後余の思ふところは寸毫も憚り恐るる事なく之を筆にして後世史家の資料に供すべし。

音読レッスン

又外出《またがいしゅつ》の際《さい》には日誌《にっし》を下駄箱《げたばこ》の中《なか》にかくしたり。今翁草《いまおきなぐさ》の文《ぶん》をよみて慚愧《ざんき》すること甚《はなはだ》し。今日以後余《きょういごよ》の思《おもう》ふところは寸毫《すんごう》も憚《はばか》り恐《おそ》るる事《こと》なく之《これ》を筆《ふで》にして後世史家《こうせいしか》の資料《しりょう》に供《きょう》すべし。

解説・豆知識

「断腸亭」は荷風の別号、「日乗」は日記を意味します。作家活動に追われ一時中断していた日記を、慶応義塾大学の教授を辞めるなどして、１９１７年９月16日に再開します。取り上げたのは１９４１年６月15日に書かれたものです。日記には過激な時局批判も書いていたため、万一の告発に備えて、墨で一部を抹消するなどの自己検閲を行っていた荷風ですが、喜多村筠庭《きたむらいんてい》の随筆を読み反省し、「今日以後……」と記録者としての覚悟を記述します。

練習スペース（コピーしての利用もできます）

日本の古典

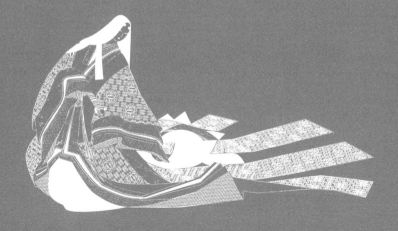

37

『万葉集《まんようしゅう》』より

大伴家持《おおとものやかもち》（撰者）※諸説あり

全20巻からなる現存する日本最古の和歌集で、約4500首を収める。七世紀から八世紀にかけての人々の感情や風景を詠んでおり、恋愛や生死に至るまで多様なテーマを元にした自由な歌風が特徴。古代日本の文化や風俗を知ることができる。

編纂者には諸説がある。平城《へいぜい》天皇という説や、『万葉集』に最も多くの歌が収められる大伴家《おおとものやか》持《もち》の私撰とも言われており、長い年月をかけ幾度かの編纂を経た上で完成したとみられる。

・春過ぎて夏来るけらし白たへの
衣干したり天の香具山

・銀も金も玉も何せむに
まされる宝子にしかめやも

・新しき年の初めの初春の
今日降る雪のいやしけ吉事

◉脳活文字レッスン

天の香具山

天の香具山

いやしけ吉事

いやしけ吉事

・春過ぎて夏来るけらし白たへの
衣干したり天の香具山
・銀も金も玉も何せむに
まされる宝子にしかめやも
・新しき年の初めの初春の
今日降る雪のいやしけ吉事

音読レッスン

・春過《はるす》ぎて夏来《なつきた》るらし白《しろ》たへ《え》の
衣干《ころもほ》したり天《あま》の香具山《かぐやま》
・銀《しろかね》も金《くがね》も玉《たま》も何《なに》せむ《ん》に
まされる宝子《たからこ》にしかめやも
・新《あたら》しき年《とし》の初《はじ》めの初春《はつはる》の
今日降《きょうふ》る雪《ゆき》のいやしけ吉事《よごと》

現代語訳

「春過ぎて」……春が過ぎて夏が到来したようだ。天の香具山に、真っ白な衣が干されている。

「銀も金も」……銀も金も宝石も、何のことがあろうか。子どもという宝には遠く及ぶまい。

「新しき」……新年を迎え、初春も迎えた今日の降る雪のように、良い事もたくさん積もれ。

38

『古今和歌集《こきんわかしゅう》』より

平安時代に醍醐天皇の命によって撰ばれた日本最初の勅撰和歌集。紀伴則・紀貫之・凡河内躬恒《おおしこうちのみつね》・壬生忠峯《みぶのただみね》の四人の撰者が、万葉集に未掲載の古歌や当時の新歌など1500首を集めて編集した歌集。平安中期以降の国風文化に大きな影響を与えた。

紀伴則《きのとものり》ほか（撰者）

（生年不詳）『土佐日記』の作者である紀貫之のいとこにあたる人物。40歳頃まで無官であったが、土佐掾、大内記に昇進。三十六歌仙のひとりで、歌の名手として知られる。

・人はいさ心も知らずふるさとは
花ぞ昔の香ににほひける

・天の原ふりさけ見れば春日なる
三笠の山に出でし月かも

・ちはやぶる神代も聞かず竜田川
からくれなゐに水くくるとは

◉脳活文字レッスン

出でし月かも

出でし月かも

神代も聞かず

神代も聞かず

・人はいさ心も知らずふるさとは
花ぞ昔の香ににほひける
・天の原ふりさけ見れば春日なる
三笠の山に出でし月かも
・ちはやぶる神代も聞かず竜田川
からくれなゐに水くくるとは

音読レッスン

・人はいさ心《こころ》も知《し》らずふるさとは
花《はな》ぞ昔《むかし》の香《か》ににほ《お》ひ《い》ける
・天《あま》の原《はら》ふりさけ見《み》れば春日《かすが》なる
三笠《みかさ》の山《やま》に出《い》でし月《つき》かも
・ちはやぶる神代《かみよ》も聞《き》かず竜田川《たつたがわ》
からくれなゐ《い》に水《みず》くくるとは

現代語訳

「人はいさ」……さて、あなたはどうでしょうね。他人の心はわからないけれど、この里では、梅の花だけが昔と同じ香りをただよわせていますよ。

「天の原」……空を仰いで眺めると美しい月が出ているが、あの月はきっと故郷の春日の三笠の山に出た月と同じ月なのだろう。

「ちはやぶる」……神代の昔でさえも、こんなことは聞いたことがない。龍田川が紅葉で真っ赤な紅色に、流れる水を染めてあげているとは。

39

竹取物語《たけとりものがたり》

作者不詳

平安時代前期に成立した「現存する日本最古の物語」。竹取の翁《おきな》が光り輝く竹から見つけた少女かぐや姫をめぐる物語。作者や成立年など、不明な点が多い。現代では『かぐや姫』という物語としても知られている。

作者や成立年の詳細は不明だが、多くの研究者は、当時の藤原氏の政権にかなり批判的であった中級貴族の男性ではないかという説を有力視している。

いまはむかし、たけとりの翁といふものありけり。野山にまじりて竹をとりつつ、よろづのことにつかひけり。名をば、さぬきのみやつことなむいひける。その竹の中に、もと光る竹なむ一すぢありける。

◉脳活文字レッスン

野山にまじりて

野山にまじりて

もと光る竹なむ

もと光る竹なむ

いまはむかし、たけとりの翁といふ
ものありけり。野山にまじりて竹を
とりつつ、よろづのことにつかひけ
り。名をば、さぬきのみやつことな
むいひける。その竹の中に、もと光
る竹なむ一すぢありける。

音読レッスン

いまはむかし、たけとりの翁《おきな》といふ《う》ものありけり。野山《のやま》にまじりて竹《たけ》をとりつつ、よろづ《ず》のことにつかひ《い》けり。名《な》をば、さぬきのみやつことなむ《ん》いひ《い》ける。その竹《たけ》の中《なか》に、もと光《ひか》る竹《たけ》なむ《ん》一《ひと》すぢ《じ》ありける。

解説・現代語訳

「いまはむかし」……今から見れば昔のこと
「よろづ」……さまざまに。あれこれと
「みやつこ」……古代の姓《かばね》のひとつ。朝廷や地方において、その部を治める氏族の姓

【現代語訳】今となっては昔のことだが、竹取の翁という者がいた。山に分け入って竹を取っては、さまざまなことに使っていた。名を、さぬきの造《みやつこ》といった。ある日、その竹の中に、根もとの光る竹が一本あった。

40

土佐日記《とさにっき》

平安時代中期に成立した日本最古の日記文学のひとつ。紀貫之が土佐守の任務を終えて京に帰る55日間の最中に起きた出来事を綴っている。女性が書いたかのように、仮名文字で記されているのが特徴。

紀貫之《きのつらゆき》

（870頃～945頃）平安時代を代表する歌人で、『古今和歌集』の中心的な撰者であり、三十六歌仙のひとり。官人としては恵まれなかったものの、歌人として多くの功績を残した。

男もすなる日記といふものを
女もしてみむとてするなり。
それの年の十二月の二十日
あまり一日の日の、戌の時に
門出す。そのよし、いささかに
ものに書きつく。

◉脳活文字レッスン

男もすなる日記

男もすなる日記

戌の時に門出す

戌の時に門出す

男もすなる日記といふものを
女もしてみむとてするなり。
それの年の十二月の二十日
あまり一日の日の、戌の時に
門出す。そのよし、いささかに
ものに書きつく。

音読レッスン

男《おとこ》もすなる日記《にっき》といふ《う》ものを女《おんな》もしてみむ《ん》とてするなり。それの年《とし》の十二月《しわす》の二十日《はつか》あまり一日《ひとひ》の日《ひ》の、戌《いぬ》の時《とき》に門出《かどで》す。そのよし、いささかにものに書《か》きつく。

解説・現代語訳

「戌の時」……午後八時のこと
「門出す」……出発すること
「いささかに」……ほんのわずか。ほんの少しのこと
【現代語訳】男が書くと聞く日記というものを、女である私もしてみようと思って書くのである。ある年の12月21日、午後八時頃、旅立つ。その旅のことを、少しばかり日記に書きつける。

41

枕草子《まくらのそうし》

平安時代中期に書かれた随筆で、関白家の没落と、清少納言が仕えた皇后定子に降り注いだ不幸を感傷的に綴っている。物事を感覚的に捉え、客観的に表出した美的理念に基づいて書かれたことから「をかし」の文学ともいわれている。

清少納言《せいしょうなごん》

（生没年不詳）学者の家に生まれ、幼い頃から才能を発揮。一条天皇の皇后定子に仕え、女房として和漢の才を重宝された。女流歌人として多くの歌を残す。

うつくしきもの。瓜にかきたる児の顔。雀の子の、ねず鳴きするに踊り来る。二つ三つばかりなる児の、急ぎて這ひ来る道に、いと小さき塵のありけるを目ざとに見つけて、いとをかしげなる指にとらへて、大人ごとに見せたる、いとうつくし。

◉脳活文字レッスン

ねず鳴きする

ねず鳴きする

這ひ来る道に

這ひ来る道に

うつくしきもの。瓜にかきたる児の顔。雀の子の、ねず鳴きするに踊り来る。二つ三つばかりなる児の、急ぎて這ひ来る道に、いと小さき塵のありけるを目ざとに見つけて、いとをかしげなる指にとらへて、大人ごとに見せたる、いとうつくし。

音読レッスン

うつくしきもの。瓜《うり》にかきたる児《ちご》の顔《かお》。雀《すずめ》の子《こ》の、ねず鳴《な》きするに踊《おど》り来《く》る。二《ふた》つ三《みっ》つばかりなる児《ちご》の、急《いそ》ぎて這《は》ひ《い》来《く》る道《みち》に、いと小《ちい》さき塵《ちり》のありけるを目《め》ざとに見《み》つけて、いとを《お》かしげなる指《ゆび》にとらへ《え》て、大人《おとな》ごとに見《み》せたる、いとうつくし。

解説・現代語訳

「うつくしき」……かわいらしい
「をかしげなる」……いかにも趣がある。いかにもかわいらしい
【現代語訳】かわいらしいもの。瓜に描いた幼い子どもの顔。すずめの子が、ねずみの鳴きまねをすると飛び跳ねてこちらに寄って来る様子。二、三歳ぐらいの子どもが、急いで這って来る途中で、とても小さい塵があったのを目ざとく見つけて、とてもかわいらしい指でつかまえて、大人などに見せている様子は、たいそうかわいらしい。

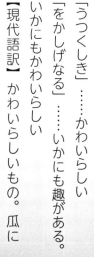

42

源《げん》氏《じ》物《もの》語《がたり》（桐《きり》壺《つぼ》）

紫《むらさき》　式《しき》部《ぶ》

平安時代中期に成立した長編物語。主人公である光源氏の愛の遍歴と栄華の一生を全54帖にわたって構成している。『枕草子』の「をかし」に対して、しみじみとした情緒を重んじた「もののあはれ」が一貫として物語に流れている。

（生没年不詳）　平安時代を代表する女流作家。一条天皇の皇后彰子に仕えながら、『源氏物語』の執筆をすすめていた。宮仕えの様子を書き留めた『紫式部日記』なども残している。

いづれの御時にか、女御、更衣
あまたさぶらひたまひける中に、
いとやむごとなき際にはあらぬが、
すぐれて時めきたまふありけり。
はじめより我はと思ひあがりたま
へる御方々、めざましきものにお
としめそねみたまふ。

◉脳活文字レッスン

いづれの御時

いづれの御時

時めきたまふ

時めきたまふ

42 源氏物語（桐壺） 紫式部

いづれの御時にか、女御、更衣あまたさぶらひたまひける中に、いとやむごとなき際にはあらぬが、すぐれて時めきたまふありけり。はじめより我はと思ひあがりたまへる御方々、めざましきものにおとしめそねみたまふ。

音読レッスン

いづ《ず》れの御時《おんとき》にか、女御《にょうご》、更衣《こうい》あまたさぶらひ《い》たまひ《い》ける中《なか》に、いとやむ《ん》ごとなき際《きわ》にはあらぬが、すぐれて時《とき》めきたまふ《う》ありけり。はじめより我《われ》はと思《おも》ひ《い》あがりたまへ《え》る御方々《おんかたがた》、めざましきものにおとしめそねみたまふ《う》。

解説・現代語訳

「やむごとなき」……たいへん高貴である

「めざましき」……あきれるほどひどい。気に食わない

【現代語訳】いづれの御代の時だったか、女御更衣が大勢宮仕えなさっているなかに、たいして高貴ではないお方が、今を時めく帝の寵愛をひと際お集めになっておられました。最初から自分こそは（帝の寵愛を受ける）と自負していらっしゃる女御方は、気に食わない者だと見くだしたり嫉んだりなさっている。

43

平家物語《へいけものがたり》

作者不詳

鎌倉時代初期に成立した歴史物語。源平合戦《げんぺいがっせん》を描いて平家の栄枯盛衰《えいこせいすい》を詳細に綴り、特に平清盛や平家一門の運命に焦点を当てている。物語は戦乱や人間ドラマを通じて武士道や仏教の教えを探求し、日本の歴史と文化に深い影響を与えた。

作者は不詳だが、吉田兼好の『徒然草』には信濃前司《しなののぜんじ》行長《ゆきなが》という人物が『平家物語』を執筆し、盲目の僧に教えて語らせた、という記載がある。

祇園精舎の鐘の声、諸行無常の響
きあり。娑羅双樹の花の色、盛者
必衰の理をあらはす。おごれる人も
久しからず、唯春の夜の夢のごとし。
たけき者も遂にはほろびぬ、偏に
風の前の塵に同じ。

◉脳活文字レッスン

盛者必衰の理

盛者必衰の理

春の夜の夢の

春の夜の夢の

祇園精舎の鐘の声、諸行無常の響きあり。娑羅双樹の花の色、盛者必衰の理をあらはす。おごれる人も久しからず、唯春の夜の夢のごとし。たけき者も遂にはほろびぬ、偏に風の前の塵に同じ。

音読レッスン

祇園精舎《ぎおんしょうじゃ》の鐘《かね》の声《こえ》、諸行無常《しょぎょうむじょう》の響《ひび》きあり。娑羅双樹《しゃらそうじゅ》の花《はな》の色《いろ》、盛者必衰《じょうしゃひっすい》の理《ことわり》をあらは《わ》す。おごれる人《ひと》も久《ひさ》しからず、唯春《ただはる》の夜《よ》の夢《ゆめ》のごとし。たけき者《もの》も遂《つい》にはほろびぬ、偏《ひとえ》に風《かぜ》の前《まえ》の塵《ちり》に同《おな》じ。

解説・現代語訳

「おごれる」……得意げになる。思い上がる

「久しからず」……長くは続かない

【現代語訳】祇園精舎の鐘の音は、諸行無常の響きがあり、沙羅双樹の花の色は、盛んな者も必ず衰えるという物事の道理をあらわしている。おごり高ぶる人の栄華も長く続くものではなく、それはまるで覚めやすい春の夜の夢のようだ。強く勇ましい者も結局は滅びてしまう、まったく風の前の塵と同じだ。

44

方丈記《ほうじょうき》

鴨長明《かものちょうめい》

鎌倉時代に書かれた随筆。作者の自然観、人生哲学などを綴っている。人間の無常性や世相の転変に感傷し、仏教の教えを通じて悟りを求める。鴨長明の観察眼と深い思索が簡潔な筆致で綴られ、多くの読者に感銘を与えてきた。

（1155～1216）平安時代末期から鎌倉時代初期に生きた日本の随筆家。神社の次男として産まれるも晩年は出家し、狭い部屋にこもって『方丈記』を書きあげた。

ゆく河の流れは絶えずして、しかももとの水にあらず。よどみに浮ぶうたかたは、かつ消え、かつ結びて、久しくとどまりたるためしなし。世の中にある人と栖と、またかくのごとし。

◉脳活文字レッスン

ゆく河の流れ

ゆく河の流れ

世の中にある人

世の中にある人

ゆく河の流れは絶えずして、しかももとの水にあらず。よどみに浮ぶうたかたは、かつ消え、かつ結びて、久しくとどまりたるためしなし。世の中にある人と栖と、またかくのごとし。

音読レッスン

ゆく河《かわ》の流《なが》れは絶《た》えずして、しかももとの水《みず》にあらず。よどみに浮《うか》ぶうたかたは、かつ消《き》え、かつ結《むす》びて、久《ひさ》しくとどまりたるためしなし。世《よ》の中《なか》にある人《ひと》と栖《すみか》と、またかくのごとし。

解説・現代語訳

「よどみ」……水の流れが滞ること。また、その場所

「うたかた」……水に浮かぶ泡

【現代語訳】ゆく河の水の流れは絶える事なく流れ続け、常に新しく入れ替わってそれぞれもとの水ではなくなっていく。流れが止まっている水面には泡が浮かんでくるが、どの泡も生まれたかと思えば、すぐに消えていく。世の中の人々の人生や家、財産もこれと同じようだ。

45

歎異抄《たんにしょう》

唯円《ゆいえん》

鎌倉時代後期に書かれた仏教書。親鸞《しんらん》の没後に浄土真宗の教団内に現れた異義、異端の者たちに正しい教えを伝えるため、親鸞の言葉をまとめつつ異説を批判する内容となっている。書名は異説を嘆く注釈書という意味。

生没年未詳。親鸞晩年の直弟子であり、親鸞没後に浄土真宗の中心となり教義を広めた人物。同名の弟子がいたため、区別のために「河和田の唯円」ともよばれた。

善人なほもつて往生をとぐ、いはんや悪人をや。しかるを世のひとつねにいはく、悪人なほ往生す、いかにいはんや善人をや。この条、一旦そのいはれあるに似たれども、本願他力の意趣にそむけり。

◉脳活文字レッスン

悪人なほ往生す

悪人なほ往生す

本願他力

本願他力

善人なほもつて往生をとぐ、いはんや悪人をや。しかるを世のひとつねにいはく、悪人なほ往生す、いかにいはんや善人をや。この条、一旦そのいはれあるに似たれども、本願他力の意趣にそむけり。

音読レッスン

善人《ぜんにん》なほ《お》もつ《っ》て往生《おうじょう》をとぐ、いは《わ》んや悪人《あくにん》をや。しかるを世《よ》のひとつねにいは《わ》く、悪人《あくにん》なほ《お》往生《おうじょう》す、いかにいは《わ》んや善人《ぜんにん》をや。この条《じょう》、一旦《いったん》そのいは《わ》れあるに似《に》たれども、本願《ほんがん》他力《たりき》の意趣《いしゅ》にそむけり。

解説・現代語訳

「往生」……極楽に行き、生まれ変わること
「とぐ」……成し遂げる
【現代語訳】善人でさえ救われるのだから、悪人はなおさら救われる。ところが、世の人は常に悪人でさえ救われるのだから、善人はなおさら救われると言う。一見それらしく聞こえるが、阿弥陀仏が本願を建てられた趣旨には反しているのだ。

46

徒然草《つれづれぐさ》

吉田兼好《よしだけんこう》

鎌倉時代末期に書かれた、日常の出来事や感慨を綴った随筆。「つれづれなるままに…」で知られる序段から始まり、全244段で構成されている。テーマは人間関係や自然、信仰、時事など多岐に渡るため、歴史史料としても重要な位置づけにある。

生没年未詳。鎌倉時代末期から南北朝、室町時代の歌人、随筆家。本名は卜部兼好《うらべけんこう》という。30歳で出家して世捨て人となったため、兼好法師という呼び名でも知られる。

身を助けんとすれば、恥をも顧みず、財をも捨てて遁れ去るぞかし。命は人を待つものかは。無常の来る事は、水火の攻むるよりも速かに、遁れ難きものを、その時、老いたる親、いときなき子、君の恩、人の情、捨て難しとて捨てざらんや。

◉脳活文字レッスン

身を助けん

身を助けん

無常の来る事

無常の来る事

身を助けんとすれば、恥をも顧みず、財をも捨てて遁れ去るぞかし。命は人を待つものかは。無常の来る事は、水火の攻むるよりも速かに、遁れ難きものを、その時、老いたる親、いときなき子、君の恩、人の情、捨て難しとて捨てざらんや。

音読レッスン

身《み》を助《たす》けんとすれば、恥《はじ》をも顧《かえり》みず、財《たから》をも捨《す》てて遁《のが》れ去《さ》るぞかし。命《いのち》は人《ひと》を待《ま》つものかは。無常《むじょう》の来《きた》る事《こと》は、水《すい》火《か》の攻《せ》むるよりも速《すみや》かに、遁《のが》れ難《がた》きものを、その時《とき》、老《お》いたる親《おや》、いときなき子《こ》、君《きみ》の恩《おん》、人《ひと》の情《じょう》、捨《す》て難《がた》しとて捨《す》てざらんや。

解説・現代語訳

「ぞかし」……なのだよ。文末に用いられ、強く念を押す意

「いときなき」……幼い。あどけない

【現代語訳】己の身を助けたいのであれば、恥を晒し、財産を捨ててでも逃げるしかないのだ。人命が人の都合を待つだろうか？死は水害や火災よりも速く、逃れがたいものなのに。「老いた親や、幼子、師への恩、人から受ける優しさを捨てられない」と死に際に言ってみたところで、結局は捨てることになる。

掲載日本文学作品年表

古典

年代	作品	作者
奈良時代末期	万葉集	諸説あり
9世紀末〜	竹取物語	諸説あり
905年ごろ	古今和歌集	紀伴則ら
935年ごろ	土佐日記	紀貫之
996年〜	枕草子	清少納言
1008年ごろ		
11世紀初頭ごろ	源氏物語	紫式部
1212年	方丈記	鴨長明
13世紀前半ごろ	平家物語	
鎌倉時代中期〜	歎異抄	唯円
後期ごろ		
鎌倉時代末期	徒然草	吉田兼好

明治

年代	作品	作者
1887（明治20）年	浮雲	二葉亭四迷
1890（明治23）年	舞姫	森鴎外
1891（明治24）年	五重塔	幸田露伴
1895（明治28）年	たけくらべ	樋口一葉
1897（明治30）年	金色夜叉	尾崎紅葉
1897（明治30）年	化鳥	泉鏡花
1898（明治31）年	今の武蔵野 ※1901年に『武蔵野』に改題	国木田独歩
1901（明治34）年	みだれ髪	与謝野晶子
1905（明治38）年	吾輩は猫である	夏目漱石
1906（明治39）年	野菊の墓	伊藤左千夫
1906（明治39）年	破戒	島崎藤村
1910（明治43）年	一握の砂	石川啄木

大正

年代	作品	作者
1924（大正13）年	寒山落木	正岡子規
1915（大正4）年	羅生門	芥川龍之介
1917（大正6）年	城の崎にて	志賀直哉
1919（大正8）年	恩讐の彼方に	菊池寛
1919（大正8）年	或る女	有島武郎
1925（大正14）年	檸檬	梶井基次郎
1926（大正15）年	露	金子みすゞ

昭和

年代	作品	作者
1929（昭和4）年	蟹工船	小林多喜二
1930（昭和5）年	機械	横光利一
1932（昭和7）年	ごん狐	新美南吉
1933（昭和8）年	陰翳礼讃	谷崎潤一郎
1934（昭和9）年	銀河鉄道の夜	宮沢賢治
1935（昭和10）年	雪国	川端康成
1936（昭和11）年	怪人二十面相	江戸川乱歩
1936（昭和11）年	風立ちぬ	堀辰雄
1937（昭和12）年	五百句	高浜虚子
1938（昭和13）年	老妓抄	岡本かの子
1940（昭和15）年	草木塔	種田山頭火
1941（昭和16）年	智恵子抄	高村光太郎
1942（昭和17）年	山月記	中島敦
1946（昭和21）年	堕落論	坂口安吾
1948（昭和23）年	人間失格	太宰治
1951（昭和26）年	断腸亭日乗	永井荷風
1952（昭和27）年	二十四の瞳	壺井栄

※本年表は、作品の発表（初出）年または詩歌や句集の発行年をもとに作成しました。

練習スペース（コピーしての利用もできます）

海外の文学

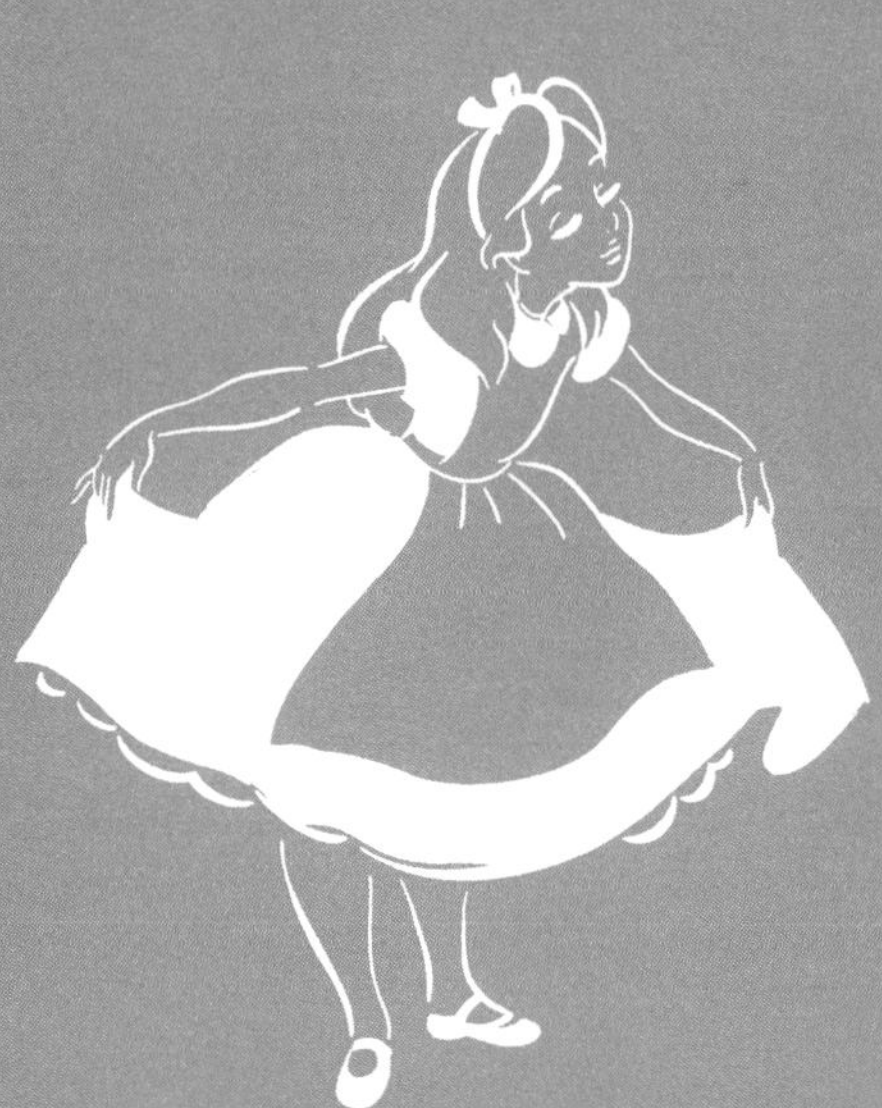

47

ハムレット

デンマーク王国の後継者ハムレットは父の亡霊に会い、父の死は王位を狙った叔父による毒殺だと知る。父の急逝後、母を妃とし玉座につく叔父に対し、暗殺の証拠をつかんだ王子ハムレットは復讐を誓うのだった。

シェイクスピア

（1564～1616）イングランド王国出身の劇作家。『ハムレット』『オセロー』『リア王』『マクベス』の四大悲劇など、37編もの劇を残したエリザベス時代を代表する作家。

生きるべきか、死ぬべきか、それが問題だ。どちらが気高い心にふさわしいのか。非道な運命の矢弾をじっと耐え忍ぶか、それとも怒涛の苦難に斬りかかり、戦って相果てるか。死ぬことは──眠ること、それだけだ。

◉脳活文字レッスン

それが問題だ

それが問題だ

非道な運命

非道な運命

生きるべきか、死ぬべきか、それが問題だ。どちらが気高い心にふさわしいのか。非道な運命の矢弾をじっと耐え忍ぶか、それとも怒涛の苦難に斬りかかり、戦って相果てるか。死ぬことは——眠ること、それだけだ。

音読レッスン

生《い》きるべきか、死《し》ぬべきか、それが問《もん》題《だい》だ。どちらが気高《けだか》い心《こころ》にふさわしいのか。非道《ひどう》な運命《うんめい》の矢弾《やだま》をじっと耐《た》え忍《しの》ぶか、それとも怒涛《どとう》の苦難《くなん》に斬《き》りかかり、戦《たたか》って相果《あいは》てるか。死《し》ぬことは——眠《ねむ》ること、それだけだ。

解説・豆知識

本作はシェイクスピアの生涯に手掛けた全作品の中で最も長い戯曲で、翻訳や解釈も多岐にわたります。シェイクスピアの大きな特徴は、卓越した人間観察眼と描写力。彼はその優れた言語感覚をもって、「lonely（孤独な）」や「hurry（急ぎ）」、など、今では標準化している約1700個もの英単語を作り出したとも言われています。彼の残した多くの著作は、言語学的資料として異分野の研究者からも注目を集めました。

48

ドン・キホーテ

セルバンテス

騎士道物語の読み過ぎで、現実と妄想の区別がつかなくなった50歳近くの男は、自らを騎士〝ドン・キホーテ・デ・ラ・マンチャ〟と称し、鎧に身を包み、痩馬と共に世の不正を正す旅に出る。行く先々でトラブルを巻き起こす、滑稽な冒険物語。

(1547~1616) スペインの小説家。貧しい外科医の子に生まれ、各地を転々とする少年時代を過ごす。その後も多くの災難に見舞われ、辛苦の果てに本作を執筆する。

自分が遍歴の騎士となって、甲冑に身を固め、騎馬に打ち跨り、先輩たちと同じく世界じゅうを駆けめぐって、あらゆる冒険を探したり、あらゆる種類の不正を矯正したり、多くの危険に身をさらす結果、不朽の光栄を得るにしくはない

◉脳活文字レッスン

遍歴の騎士

遍歴の騎士

不朽の光栄

不朽の光栄

自分が遍歴の騎士となって、甲冑に身を固め、騎馬に打ち跨り、先輩たちと同じく世界じゅうを駈けめぐって、あらゆる冒険を探したり、あらゆる種類の不正を矯正したり、多くの危険に身をさらす結果、不朽の光栄を得るにしくはない

音読レッスン

自分《じぶん》が遍歴《へんれき》の騎士《きし》となって、甲冑《かっちゅう》に身《み》を固《かた》め、騎馬《きば》に打《う》ち跨《またが》り、先輩《せんぱい》たちと同《おな》じく世界《せかい》じゅうを駈《か》けめぐって、あらゆる冒険《ぼうけん》を探《さが》したり、あらゆる種類《しゅるい》の不正《ふせい》を矯正《きょうせい》したり、多《おお》くの危険《きけん》に身《み》をさらす結果《けっか》、不朽《ふきゅう》の光栄《こうえい》を得《え》るにしくはない

解説・豆知識

当時は老人と言ってもおかしくない50歳という年齢で、体力も無く、古い甲冑を身に着け旅をするドン・キホーテ。ここで取り上げたのは、そんな彼が高潔な騎士の理想像を語る場面です。世直し旅は苦難の連続でしたが、行く先々の体験を彼は騎士道物語だと妄想し、冒険を諦めません。４００年も昔に書かれたとは思えぬ斬新さと泣き笑いに溢れる本作は、ドストエフスキーをはじめ、後年の作家たちに大きな影響を与えました。

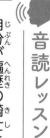

49

ガリヴァー旅行記《りょこうき》

スウィフト

ある日、船上にいたガリヴァーは嵐で遭難し、海に投げ出され、気が付くと見知らぬ海岸に打ち上げられる。目を覚ましたガリヴァー、小人たちに身体中を縛り上げられていることに気づくのだった。奇想天外な漂流譚を描いた諷刺小説。

（1667〜1745）アイルランドの小説家、随筆家、詩人。政治パンフレット作者や司祭としても知られる。複数のペンネーム、または匿名で執筆活動を行った。

しばらくすると、何か生きものが左足の上に登ってきて、もそもそ動く気配が感じられた。そのうちにその生きものはゆっくり私の胸の上に乗っかってこちらに進んできて、仕舞いには顎のすぐ近くまで迫った。

◉脳活文字レッスン

左足の上に

左足の上に

顎のすぐ近く

顎のすぐ近く

しばらくすると、何か生きものが左足の上に登ってきて、もそもそ動く気配が感じられた。そのうちにその生きものはゆっくり私の胸の上に乗っかってこちらに進んできて、仕舞いには顎のすぐ近くまで迫った。

音読レッスン

しばらくすると、何《なに》か生《い》きものが左足《ひだりあし》の上《うえ》に登《のぼ》ってきて、もそもそ動《うご》く気配《けはい》が感《かん》じられた。そのうちにその生《い》きものはゆっくり私《わたし》の胸《むね》の上《うえ》に乗《の》っかってこちらに進《すす》んできて、仕舞《しま》いには顎《あご》のすぐ近《ちか》くまで迫《せま》った。

解説・豆知識

取り上げたのは、ガリヴァーが海の遭難で小人の国の岸辺に流れ着き、横たわったまま意識を取り戻す場面です。背丈約15センチ足らずの小人たちが立派な軍隊の序列となって、ガリヴァーの身体中を縄で縛り、小人の軍隊長はガリヴァーの胸を伝って顎にまで到達しようとしていました。どこか滑稽な逸話の数々は子ども向けの物語として有名ですが、実はイギリスの社会や慣習に対しての、批判的な視点を慎重に盛り込んだ風刺文学でもあります。

50

高慢《こうまん》と偏見《へんけん》

オースティン

知性と才気溢れるベネット家の次女エリザベスと、独身資産家ビングリーの友人ダーシーは、高慢さと偏見によって互いの人柄と人生観、それぞれの結婚に対する思いを誤解し、すれ違いながらも惹かれ合っていく。

（1775～1817）　イギリスの小説家。皮肉やユーモアに溢れ、鋭い観察眼をもった巧みな人物描写力は、シェイクスピアと比較されるほど。普遍的な人間性を描く作品を執筆。

結婚の幸福なんて、まったくの運ですもの。二人の性質がたがいに残りなく分っていても、それとも、まえからまるで似ていたとしても、そんなことは、ちっとも幸福を増すことにはなりません。

◉脳活文字レッスン

結婚の幸福

結婚の幸福

二人の性質

二人の性質

結婚の幸福なんて、まったくの運ですもの。二人の性質がたがいに残りなく分っていても、それとも、まえからまるで似ていたとしても、そんなことは、ちっとも幸福を増すことにはなりません。

音読レッスン

結婚《けっこん》の幸福《こうふく》なんて、まったくの運《うん》ですもの。二人《ふたり》の性質《せいしつ》がたがいに残《のこ》りなく分《わか》っていても、それとも、まえからまるで似《に》ていたとしても、そんなことは、ちっとも幸福《こうふく》を増《ま》すことにはなりません。

解説・豆知識

イギリスの片田舎を舞台に、結婚事情と恋愛のすれ違いを描いた本作。取り上げたのは、主人公エリザベスの親友シャーロットが、妥協であれ有利な婚姻に踏み切った方がいい、とエリザベスを諭す場面です。男性心理を見抜く鋭い視点を持った女性たちが登場し、機知とユーモアに富んだ日常を生き生きと描いた本作は、著者のオースティンにとって二冊目の長編小説です。当時の時代背景もあって、本作は匿名で出版されました。

51

ファウスト

ゲーテ

ゲーテがその生涯をかけて完成させた長編の戯曲。第一部は1808年、第二部はゲーテの死後に発表された。かつてドイツに実在し、黒魔術を使い、悪魔と契約したとまで噂されていた錬金術師の伝説をもとに、取材を重ね執筆した。

（1749～1832）　ドイツを代表する劇作家、小説家。生物学や自然哲学などの学者、また政治・法律家としても知られるなど、あらゆる分野を横断し作品を残した。

そのとき、おれは瞬間にむかって
こう言っていい、「とまれ、おまえ
はじつに美しいから」と。
おれの地上の生の痕跡は、永劫を経
ても滅びはしない――こういう大き
い幸福を予感して、おれはいま最高
の瞬間を味わうのだ。

◉脳活文字レッスン

地上の生の痕跡

地上の生の痕跡

最高の瞬間

最高の瞬間

そのとき、おれは瞬間にむかって
こう言っていい、「とまれ、おまえ
はじつに美しいから」と。
おれの地上の生の痕跡は、永劫を経
ても滅びはしない――こういう大き
い幸福を予感して、おれはいま最高
の瞬間を味わうのだ。

音読レッスン

そのとき、おれは瞬間《しゅんかん》にむかってこう言《い》っていい、「とまれ、おまえはじつに美《うつく》しいから」と。おれの地上《ちじょう》の生《せい》の痕跡《こんせき》は、永劫《えいごう》を経《へ》ても滅《ほろ》びはしない、――こういう大《おお》きい幸福《こうふく》を予感《よかん》して、おれはいま最高《さいこう》の瞬間《しゅんかん》を味《あじ》わうのだ。

解説・豆知識

取り上げたのは物語終盤、最期を迎えようとするファウストの夢想の一幕です。「人間は努力するかぎり迷うもの」とする主（神）は、多くの罪を犯したファウストを正しい道へ導き、最期は主からの救済で彼の魂は天上へと向かいます。死を迎える間際、ファウストは時間を擬人化し、「瞬間よ止まれ、おまえは美しい」と語りました。全編を通し韻律を持つ言葉で書かれ、難解な表現も多用する本作には多くの研究がなされています。

52

レ・ミゼラブル

ヴィクトル・ユーゴー

ジャン・ヴァルジャンは貧しさに耐えかね一片のパンを盗み逮捕され、度重なる脱獄の罪も併せ19年間もの間服役をする。46歳で出獄するまで人間社会に憎悪を持つジャンだったが、ある司教との出逢いをきっかけに改心するのだった。

（1802〜1885）フランスの詩人、小説家、劇作家。政治家としても活動するが、クーデターに反対したことで国外追放され、19年間の間亡命生活をした。

彼は眠る。ひどく数奇な運命であったが、彼は生きていた。彼は死んだ、その天使をなくしたときに。万事が到来した、ただ成り行きのまま、昼が去って夜がくるように。

◉脳活文字レッスン

数奇な運命

数奇な運命

万事が到来

万事が到来

彼は眠る。ひどく数奇な運命
であったが、彼は生きていた。
彼は死んだ、その天使をなくした
ときに。万事が到来した、ただ
成り行きのまま、昼が去って
夜がくるように。

音読レッスン

彼《かれ》は眠《ねむ》る。ひどく数奇《すうき》な運命《うんめい》であったが、彼《かれ》は生《い》きていた。彼《かれ》は死《し》んだ、その天使《てんし》をなくしたときに。万事《ばんじ》が到来《とうらい》した、ただ成《な》り行《ゆ》きのまま、昼《ひる》が去《さ》って夜《よる》がくるように。

解説・豆知識

ジャンが寵愛し育てた養女のコゼットは、青年マリユスと恋に落ち、自分の人生を歩み始めます。ジャンは、自分にとって天使のような存在であるコゼットの幸せを祈りながらも、精神的な支えであった彼女を手放す辛さに身を引き裂かれ、衰弱していきます。死後、ジャンの墓石には、ここで取り上げた詩句が書かれました。「昼が去って夜が来るのと同じように、人の死は自然の道理である」など、様々な解釈がされています。

53

戦争《せんそう》と平和《へいわ》

トルストイ

（1828～1910）19世紀のロシア文学を代表する貴族出身の小説家、思想家。代表作に『アンナ・カレーニナ』など。非暴力主義を掲げた社会活動家としても知られる。

ナポレオン軍の侵攻による戦争と、巻き込まれていくロシアの人々。貴族の子ピエール、軍人のアンドレイ、天真爛漫な少女ナターシャの三人を中心に、激動の中で「本当の幸せとは何か」を学び、葛藤し、成長していく若者の姿を描く長編小説。

彼一人ばかりでなく、全世界にとって、人生の意味はすべて、ただ彼の恋と、彼に対する彼女の愛の可能と、それだけに含まれているように、彼には思われるのだった。

◉脳活文字レッスン

人生の意味

人生の意味

彼女の愛の可能

彼女の愛の可能

彼一人ばかりでなく、全世界にとって、人生の意味はすべて、ただ彼の恋と、彼に対する彼女の愛の可能と、それだけに含まれているように、彼には思われるのだった。

音読レッスン

彼《かれ》一人《ひとり》ばかりでなく、全世界《ぜんせかい》にとって、人生《じんせい》の意味《いみ》はすべて、ただ彼《かれ》の恋《こい》と、彼《かれ》に対《たい》する彼女《かのじょ》の愛《あい》の可能《かのう》と、それだけに含《ふく》まれているように、彼《かれ》には思《おも》われるのだった。

解説・豆知識

ナポレオン戦争とロシアの貴族社会を描いた本作は、総勢559人もの人物が登場する巨編です。トルストイ自身を投影したとも言われる主人公ピエールとアンドレイ、青年士官のニコライやニコライの妹ナターシャなどを中心に物語は進んでいきます。取り上げたのは、ピエールがナターシャに恋心を抱き、アンドレイの妹マリヤに「望みはあるか」と相談をする場面です。「望みはある」という返答にピエールは歓喜しました。

54

不思《ふし》議《ぎ》の国《くに》のアリス

ルイス・キャロル

本を読んでいる姉のそばで、うとうとしていた少女アリス。そんな彼女の前に現れたのは、懐中時計を気にしながら「遅刻する！」と叫ぶ白ウサギ。ウサギを追って穴に入ると、そこにはアリスの知らない、不思議な世界が広がっていた。

（1832〜1898）　英国生まれ。数学者の傍ら、ルイス・キャロルのペンネームで作家活動を行った。実験的手法を用いた言葉遊びが特徴で、ナンセンス文学を確立した。

さすがのアリスも思わずとびあがったよ。なぜって、これでようやく気がついたんだけれど、だいたいウサギがチョッキを着てるなんて、またそのポケットから時計をとりだすなんて、いままで見たことありゃしなかったもの。

◉脳活文字レッスン

アリスも思わず

アリスも思わず

時計をとりだす

時計をとりだす

さすがのアリスも思わずとびあがっ
たよ。なぜって、これでようやく
気がついたんだけれど、だいたい
ウサギがチョッキを着てるなんて、
またそのポケットから時計を
とりだすなんて、いままで見たこと
ありゃしなかったもの。

音読レッスン

さすがのアリスも思《おも》わずとびあがったよ。なぜって、これでようやく気《き》がついたんだけれど、だいたいウサギがチョッキを着《き》てるなんて、またそのポケットから時計《とけい》をとりだすなんて、いままで見《み》たことありゃしなかったもの。

解説・豆知識

本作には、モデルとなった少女がいます。彼女の名はアリス・リデル。ルイス・キャロルは、リデル姉妹をピクニックに連れ出し、ボートの上でこの物語のもととなったお話を聞かせたといいます。ウサギがチョッキを着て、時間を気にする〝ナンセンス〟な描写は、子どもたちが純粋に物語を楽しめるように書かれました。当時の英国児童文学は教訓のある物語が主流だったため、子どもが楽しむために作られた作品は珍しいものでした。

55

罪《つみ》と罰《ばつ》

ドストエフスキー

（1821～1881）19世紀後半のロシア文学を代表する小説家、思想家。『カラマーゾフの兄弟』『白痴』など多くの作品を残し、後の作家や思想家に多大な影響を与えた。

貧しい青年ラスコーリニコフは、自らが〝選ばれた非凡人〟だという思想を抱き、善行として、強欲な高利貸しの老婆を殺害する。しかし思いがけず、現場に居合わせた老婆の義妹まで殺害してしまったことで罪の意識にさいなまれるのだった。

しかしそのやつれはてた青白い顔にも、新しい未来の、新しい生活への完全な甦りの光がきらめいていた。ふたりを甦らせたのは、愛だった。おたがいの心のなかに、相手の心に命を与える、つきることのない泉がわき出ていた。

◉脳活文字レッスン

新しい未来

新しい未来

完全な甦りの光

完全な甦りの光

しかしそのやつれはてた青白い顔に
も、新しい未来の、新しい生活への
完全な甦りの光がきらめいていた。
ふたりを甦らせたのは、愛だった。
おたがいの心のなかに、相手の心に
命を与える、つきることのない泉が
わき出ていた。

音読レッスン

しかしそのやつれはてた青白《あおじろ》い顔《かお》にも、新《あたら》しい未来《みらい》の、新《あたら》しい生活《せいかつ》への完全《かんぜん》な甦《よみがえ》りの光《ひかり》がきらめいていた。ふたりを甦《よみがえ》らせたのは、愛《あい》だった。おたがいの心《こころ》のなかに、相手《あいて》の心《こころ》に命《いのち》を与《あた》える、つきることのない泉《いずみ》がわき出《で》ていた。

解説・豆知識

大罪を犯したラスコーリニコフの〝魂の救済〟が大きなテーマとなる本作。罪の意識により憔悴した彼は娼婦ソーニャと出会います。家族のため自己犠牲をいとわない生き方、そして彼女が読んでくれた聖書に彼は感化され、ついに罪を告白します。取り上げたのは、シベリアに流刑されることになったラスコーリニコフが、ソーニャとの揺るぎない愛を確信する場面です。ソーニャは彼を追ってシベリアに移住し、そばに居続けようと決心するのです。

56

若草物語《わかくさものがたり》

オルコット

（1832〜1888）アメリカの小説家。様々なジャンルで数多くの作品を残した。『若草物語』は高く評価され、続編だけでなく、これまで多数の映画や舞台にもなっている。

南北戦争時代のアメリカを舞台に、マーチ家の四人姉妹の成長を描いた物語。著者の自伝的小説としても知られる。メグ、ジョー、ベス、エイミーの個性豊かな四姉妹が、南北戦争に従軍する父の帰りを待ちわびながら、たくましく成長していく。

不意に雲の陰から月が姿を現し、明るく慈悲深い顔のように彼女を照らした。それはまるで、無言でささやきかけているようだった。
「元気をお出し、いとしきものよ！雲のうしろにはかならず光があるのだから」と。

◉脳活文字レッスン

慈悲深い顔

慈悲深い顔

元気をお出し

元気をお出し

不意に雲の陰から月が姿を現し、明るく慈悲深い顔のように彼女を照らした。それはまるで、無言でささやきかけているようだった。

「元気をお出し、いとしきものよ！雲のうしろにはかならず光があるのだから」と。

音読レッスン

不意《ふい》に雲《くも》の陰《かげ》から月《つき》が姿《すがた》を現《あらわ》し、明《あか》るく慈悲深《じひぶか》い顔《かお》のように彼女《かのじょ》を照《て》らした。それはまるで、無言《むごん》でささやきかけているようだった。「元気《げんき》をお出《だ》し、いとしきものよ！雲《くも》のうしろにはかならず光《ひかり》があるのだから」と。

解説・豆知識

取り上げたのは、「雲の向こうは、いつも青空」という有名な言い回しでも知られる、物語を象徴する場面です。父が重病になり、母はワシントンの病院へ行かねばならず、資金が必要になりました。頭を下げてお金を借りたり、自慢の髪を売ってお金に換える次女のジョー。ワシントンへ出発する前夜、眠る四姉妹の横で月を見上げる母を照らす月の光は、不安を抱く彼女を優しく慰めてくれているようでした。

57

オズの魔法使い《まほうつか》

ライマン・F・ボーム

カンザス州の農場で、叔母たちと暮らす少女ドロシー。ある日、巨大な竜巻が起こり、逃げ遅れたドロシーと飼い犬のトトは家ごと飛ばされ、オズの国にたどり着く。カンザス州に戻るため、エメラルドの都にいるオズの魔法使いを探す旅に出る。

（1856～1919）ニューヨーク州生まれ。新聞記者、編集者、セールスマンなど様々な業種を経て、児童文学作家になる。「オズ」シリーズは長きにわたり世界中で愛される。

いきなりものすごい衝撃を感じたドロシーは、一瞬で目をさました。ベッドに寝ていなかったらケガをしてしまったにちがいないと思えるほど突然で、すさまじい衝撃だった。ドロシーは息をのみ、なにが起きたのかしら、と思った。

◉脳活文字レッスン

目をさました

目をさました

すさまじい衝撃

すさまじい衝撃

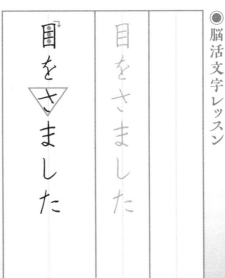

いきなりものすごい衝撃を感じたドロシーは、一瞬で目をさました。ベッドに寝ていなかったらケガをしてしまったにちがいないと思えるほど突然で、すさまじい衝撃だった。ドロシーは息をのみ、なにが起きたのかしら、と思った。

音読レッスン

いきなりものすごい衝撃《しょうげき》を感《かん》じたドロシーは、一瞬《いっしゅん》で目《め》をさました。ベッドに寝《ね》ていなかったらケガをしてしまったにちがいないと思《おも》えるほど突然《とつぜん》で、すさまじい衝撃《しょうげき》だった。ドロシーは息《いき》をのみ、なにが起《お》きたのかしら、と思《おも》った。

解説・豆知識

家ごと竜巻に吹き飛ばされたドロシーたちが着いた先は、オズの国の中にあるマンチキンの国でした。家はたまたまマンチキンたちを独裁する悪い東の魔女を下敷きにして着地し、ドロシーは北の魔女たちから感謝されます。「カンザスに帰る唯一の方法は、エメラルドの都のオズの魔法使いに頼むことだ」と聞いたドロシーは、道中出会うかかし、ブリキの木こり、ライオンたちと共にエメラルドの都を目指すのでした。

58

車輪《しゃりん》の下《した》

ヘルマン・ヘッセ

町一番の秀才で、素直な気立ての少年ハンス・ギーベンラートは、難関の神学校に合格する。周囲の期待を一身に背負って学業に励んだハンスは、やがて神経をすり減らし、かつて関わった人々から見捨てられてゆくのだった。ヘッセの自伝的小説。

（1877～1962）　ドイツ文学を代表する詩人、小説家。代表作の『車輪の下』『デミアン』など、人間の生き方を問う作品を執筆しつづけた。1946年、ノーベル文学賞受賞。

ハンスの知っている心配や願望は、ハイルナーにとってはまったく存在しない。彼は自分の考えとことばを持ち、ひとよりもぬくぬくと自由に生活し、奇妙ななやみに苦しみ、そして周囲のものをすべてけいべつしているようにみえた。

◉脳活文字レッスン

心配や願望

自由に生活し

ハンスの知っている心配や願望は、ハイルナーにとってはまったく存在しない。彼は自分の考えとことばを持ち、ひとよりもぬくぬくと自由に生活し、奇妙ななやみに苦しみ、そして周囲のものをすべてけいべつしているようにみえた。

音読レッスン

ハンスの知《し》っている心配《しんぱい》や願望《がんぼう》は、ハイルナーにとってはまったく存在《そんざい》しない。彼《かれ》は自分《じぶん》の考《かんが》えとことばを持《も》ち、ひとよりもぬくぬくと自由《じゆう》に生活《せいかつ》し、奇妙《きみょう》ななやみに苦《くる》しみ、そして周囲《しゅうい》のものをすべてけいべつしているようにみえた。

解説・豆知識

本作には、二人の少年が登場します。勤勉で、不安にさいなまれるハンスと、教師に反抗し、詩を愛するハイルナー。繊細と怖い者知らずと対照的な二人は、実は作者であるヘッセの投影と言われています。ヘッセ自身も、少年時代神学校の生活に馴染めず、たびたび脱走した苦い経験があります。しかしヘッセは『詩人になるか、でなければ何にもなりたくない』と思いを滲ませ、職を転々としながら、１９０６年にこの小説を書き上げます。

59

赤《あか》毛《げ》のアン

モンゴメリ

アボンリー村に暮らすマシューとマリラの老兄妹は、孤児院から男の子を養子として迎えることを決める。しかし約束の日、駅に来たのは、アン・シャーリーという11歳の赤毛の女の子だった。空想好きでおしゃべりなアンの成長を描いた物語。

（1874～1942）本作の舞台である、カナダのプリンスエドワード島生まれ。30歳の時に書き始めた『赤毛のアン』シリーズで人気作家となる。

未来はまっすぐにのびた道のように思えたのよ。何マイルもさきまで、ずっと見とおせる気がしたの。ところがいま曲り角にきたのよ。曲り角をまがった先きに何があるのかは、わからないの。でも、きっと一番よいものにちがいないと思うの。

◉脳活文字レッスン

未来はまっすぐ

未来はまっすぐ

一番よいもの

一番よいもの

未来はまっすぐにのびた道のように思えたのよ。何マイルもさきまで、ずっと見とおせる気がしたの。ところがいま曲り角にきたのよ。曲り角をまがった先きに何があるのかは、わからないの。でも、きっと一番よいものにちがいないと思うの。

音読レッスン

未来《みらい》はまっすぐにのびた道《みち》のように思《おも》えたのよ。何《なん》マイルもさきまで、ずっと見《み》とおせる気《き》がしたの。ところがいま曲《まが》り角《かど》にきたのよ。曲《まが》り角《かど》をまがった先《さ》きに何《なに》があるのかは、わからないの。でも、きっと一番《いちばん》よいものにちがいないと思《おも》うの。

解説・豆知識

取り上げたのは、最終章の名場面です。マシューが亡くなり、マリラは家を売りに出そうとしますが、アンは大学への進学を諦め、地元で働きながら育ての親であるマリラを支えようと決意します。選んだ道の先がどうであるかはわからないが、きっと最良のものに違いないと、アンは希望を捨てません。アンの純粋で時には突拍子もないことを言う姿に、多くの人が勇気をもらいます。アンの成長と共に家族の絆を描いた作品でもあるのです。

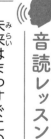

60

変身《へんしん》

フランツ・カフカ

（1883〜1924）プラハ（チェコ）で生まれる。プラハ大学で法学を学んだ後、保険協会に勤めながら数々の作品を執筆した。他の代表作に『城』『審判』など。

布地の販売員である青年グレゴール・ザムザは、破産した父に代わって一家を養うため働いていた。ある朝、彼はベッドで目覚めると自分が巨大な虫になっていることに気づく。戸惑いながらも二度寝を試み、仕事や両親への日々の不満を募らせた。

ある朝、グレゴール・ザムザが落ち着かない夢にうなされて目覚めると、自分がベッドの中で化け物じみた図体の虫けらに姿を変えていることに気がついた。甲殻のような硬い背中を下にして仰向けになっており、頭を少し持ち上げると……

◉脳活文字レッスン

落ち着かない夢

落ち着かない夢

姿を変えて

姿を変えて

ある朝、グレゴール・ザムザが落ち着かない夢にうなされて目覚めると、自分がベッドの中で化け物じみた図体の虫けらに姿を変えていることに気がついた。甲殻のような硬い背中を下にして仰向けになっており、頭を少し持ち上げると……

音読レッスン

ある朝《あさ》、グレゴール・ザムザが落《お》ち着《つ》かない夢《ゆめ》にうなされて目覚《めざ》めると、自《じ》分《ぶん》がベッドの中《なか》で化《ば》け物《もの》じみた図体《ずうたい》の虫《むし》けらに姿《すがた》を変《か》えていることに気《き》がついた。甲殻《こうかく》のような硬《かた》い背中《せなか》を下《した》にして仰向《あおむ》けになっており、頭《あたま》を少《すこ》し持《も》ち上《あ》げると……

解説・豆知識

本作は1915年に雑誌『ディ・ヴァイセン・ブレッター』で発表された中編小説です。突然虫になってしまった男と、その家族の顛末を全三章で描きます。カミュの『ペスト』と共に、不条理文学を代表する作品として知られています。取り上げたのは、意表を突かれる衝撃的な場面ではじまる冒頭箇所。変身の謎が究明されることはなく、普段と変わらない日常が淡々と過ぎていくという不条理な世界観は、多くの人を惹きつけました。

61

グレート・ギャッツビー

フィッツジェラルド

ロングアイランドに住むニック・キャラウェイの隣家には巨大な邸宅が広がっている。豪邸の持ち主はジェイ・ギャッツビー。邸宅に招かれ、「オールド・スポート（親友よ）」と呼ばれたニックは、彼の壮大な目的を耳にする。

（1896～1940）20世紀アメリカ文学の黄金期を担った作家。妻のゼルダ・セイヤーとともに、1920年代の〝ジャズ・エイジ〟や〝フラッパー〟の象徴とされた。

「過去を繰り返すことはできない」
「できない？」ギャッツビーには心外のようだ。「できるに決まってるじゃないか！」そう言って、あたりを見やる。つかみそこなった過去がまだ遠くへは行かず屋敷の陰にひそんでいるとでもいうのだろうか。

◉脳活文字レッスン

過去を繰り返す

過去を繰り返す

心外のよう

心外のよう

「過去を繰り返すことはできない」「できない？」ギャッツビーには心外のようだ。「できるに決まってるじゃないか！」そう言って、あたりを見やる。つかみそこなった過去がまだ遠くへは行かず屋敷の陰にひそんでいるとでもいうのだろうか。

音読レッスン

「過去《かこ》を繰《く》り返《かえ》すことはできない」「できない？」ギャッツビーには心外《しんがい》のようだ。「できるに決《き》まってるじゃないか！」そう言《い》って、あたりを見《み》やる。つかみそこなった過去《かこ》が、まだ遠《とお》くへは行《い》かず屋敷《やしき》の陰《かげ》にひそんでいるとでもいうのだろうか。

解説・豆知識

過去はやり直せる、と堅く信じているギャッツビー。ただひとりの女性をもう一度振り向かせるために、彼は生涯を懸けて奔走しました。作者のフィッツジェラルドもまた、ゼルダに振り向いてもらうために、作家を目指した過去があります。一度は求婚を断られたものの、『楽園のこちら側』を書き上げ、二人は結婚。しかし、幸せな結婚生活は長くは続きませんでした。二人の墓石には『グレート・ギャッツビー』の最後の一節が刻まれています。

62

風《かぜ》と共《ども》に去《さ》りぬ

ミッチェル

アメリカ南部・ジョージア州の大農園〝タラ〟に生まれたスカーレット・オハラは、その美貌と若さから男には事欠かなかったが、想いを寄せていたアシュリが結婚することを知る。南北戦争の中、強く生き抜くスカーレットの壮絶な半生を描く。

（1900〜1949）アメリカ・ジョージア州生まれ。ミッチェルのデビュー作にして唯一の長編小説である本作は世界的大ベストセラーとなり、ピューリッツァー賞を受賞する。

明日には、また明日の日が照る。明日になったら、何かうまい弁解が思いつくだろう。反対にレットを責め立てて、彼が悪いのだと思わせるような方法を思いつくかもしれない。

◉脳活文字レッスン

うまい弁解

うまい弁解

方法を思いつく

方法を思いつく

明日には、また明日の日が照る。明日になったら、何かうまい弁解が思いつくだろう。反対にレットを責め立てて、彼が悪いのだと思わせるような方法を思いつくかもしれない。

音読レッスン

明日《あす》には、また明日《あす》の日《ひ》が照《て》る。明日《あす》になったら、何《なに》かうまい弁解《べんかい》が思《おも》いつくだろう。反対《はんたい》にレットを責《せ》め立《た》てて、彼《かれ》が悪《わる》いのだと思《おも》わせるような方法《ほうほう》を思《おも》いつくかもしれない。

解説・豆知識

ここで取り上げた一行目は、スカーレットが苦境に陥るときにつぶやく、自分を鼓舞する口癖のような言葉です。映画版のラストシーンの「明日には明日の風が吹く」など、数々の翻訳があるものの、作品の中で最も印象的で有名な言葉です。本作の原題は『GONE WITH the WIND』。ミッチェルはタイトルに、当時の南部白人たちの貴族的な文化や暮らしなどが風（＝戦争）によって消え去った、という意味を込めたとも言われます。

63

異《い》邦《ほう》人《じん》

アルベール・カミュ

「今日、ママンが死んだ（窪田啓作訳）」の書き出しで有名な、カミュの代表作。主人公ムルソーは、母を埋葬した翌日に、海水浴に出かけ恋人と映画を観て笑う。常識では説明しえない、矛盾した行動を取る青年の内面を描く。

（1913～1960）フランスのノーベル賞作家（1957年受賞）。哲学的な思想を背景に作品を執筆。『異邦人』『シーシュポスの神話』『カリギュラ』は不条理三部作と呼ばれる。

それはママンを埋葬した日と同じ太陽だった。あのときのように、特に額に痛みを感じ、ありとある血管が、皮膚のしたで、一どきに脈打っていた。焼けつくような光に堪えかねて、私は一歩前に踏み出した。

◉脳活文字レッスン

光に堪えかねて

光に堪えかねて

踏み出した。

踏み出した。

それはママンを埋葬した日と同じ太陽だった。あのときのように、特に額に痛みを感じ、ありとある血管が、皮膚のしたで、一どきに脈打っていた。焼けつくような光に堪えかねて、私は一歩前に踏み出した。

音読レッスン

それはママンを埋葬《まいそう》した日《ひ》と同《おな》じ太陽《たいよう》だった。あのときのように、特《とく》に額《ひたい》に痛《いた》みを感《かん》じ、ありとある血管《けっかん》が、皮膚《ひふ》のしたで、一《いち》どきに脈《みゃく》打《う》っていた。焼《や》けつくような光《ひかり》に堪《た》えかねて、私《わたし》は一《いっ》歩《ぽ》前《まえ》に踏《ふ》み出《だ》した。

解説・豆知識

カミュの思想が結実した本作。ムルソーは、友人のレエモンの情事がらみの事件に巻き込まれ、偶然の成り行きでピストルを発砲することになります。裁判ではその理由を「太陽のせいだ」と答えました。法廷では失笑を買いますが、彼は嘘を言っているわけではありません。人間が理性的になればなるほど、その理屈を超えたものにぶつかる〝不条理〟を、カミュは文学を通して描きました。地中海出身のカミュにとって〝太陽〟は象徴的なものです。

64

ちいさな王子《おうじ》

サン＝テグジュペリ

「大切なことは目には見えない」のフレーズでおなじみの本作。サハラ砂漠に不時着した〝ぼく〟に「ヒツジの絵を描いて」とねだる小さな王子さま。大人になって忘れてしまったものを問う、フランス児童文学の金字塔。

（1900〜1944）フランスの作家。航空パイロットとしても知られ、本作での砂漠に不時着した〝ぼく〟のモチーフは実体験に基づく。晩年に偵察機で出撃後、消息を絶つ。

じゃあ、秘密を教えてあげよう。とてもかんたんだよ。心で見なくちゃ、ものはよく見えない。大切なものは、目には見えないんだよ」
「大切なものは、目には見えない」
ちいさな王子は、忘れないようにくりかえした。

◉脳活文字レッスン

秘密を教えて
秘密を教えて

大切なもの
大切なもの

じゃあ、秘密を教えてあげよう。
とてもかんたんだよ。心で見なく
ちゃ、ものはよく見えない。大切
なものは、目には見えないんだよ」
「大切なものは、目には見えない」
ちいさな王子は、忘れないように
くりかえした。

音読レッスン

じゃあ、秘密《ひみつ》を教《おし》えてあげよう。とてもかんたんだよ。心《こころ》で見《み》なくちゃ、ものはよく見《み》えない。大切《たいせつ》なものは、目《め》には見《み》えないんだよ」「大切《たいせつ》なものは、目《め》には見《み》えない」ちいさな王子《おうじ》は、忘《わす》れないようにくりかえした。

解説・豆知識

日本でも人気が高い本作。子ども向けの本、と思われがちですが、この本はレオン・ヴェルトという人物に献辞が贈られています。『ちいさな王子』はサン＝テグジュペリの遺作で、第二次世界大戦の戦時下に書かれたものです。砂漠に不時着し、生きるか死ぬかの瀬戸際にいた〝ぼく〟に向かって、小さな王子は懸命に何かを伝えようとします。これは児童文学の体裁を取っていますが、大人に向けて書かれた物語でもあるのです。

65

アンネの日記《にっき》

アンネ・フランク

著者はドイツ系ユダヤ人の少女アンネ・フランク。ナチスドイツ占領下のオランダ・アムステルダムで、ユダヤ人狩りから逃れ、隠れ家でのおよそ二年間もの潜伏生活を記録した日記。ユダヤ人差別やホロコーストの悲劇を象徴する一冊。

（1929～1945）ドイツのフランクフルトで生まれる。ユダヤ人迫害から逃れるため、家族でアムステルダムへ移住。13歳の誕生日に、父から日記をプレゼントされる。

そしてなおも模索しつづけるのです、
わたしがこれほどまでにかくあり
たいと願っている、そういう人間には
どうしたらなれるのかを。
きっとそうなれるはずなんです、
もしも……この世に生きているのが
わたしひとりであったならば。

◉脳活文字レッスン

模索しつづける

模索しつづける

この世に生きて

この世に生きて

そしてなおも模索しつづけるのです、
わたしがこれほどまでにかくあり
たいと願っている、そういう人間には
どうしたらなれるのかを。
きっとそうなれるはずなんです、
もしも……この世に生きているのが
わたしひとりであったならば。

音読レッスン

そしてなおも模索《もさく》しつづけるのです、わたしがこれほどまでにかくありたいと願《ねが》っている、そういう人間《にんげん》にはどうしたらなれるのかを。きっとそうなれるはずなんです、もしも……この世《よ》に生《い》きているのがわたしひとりであったならば。

解説・豆知識

取り上げたのは、日記の最後の文章です。アンネは父から日記をプレゼントされ、そこに約二年間の日々を記録します。日記は最初、学校での友人や先生との交流や、ユダヤ人迫害に関しての状況が書かれていますが、徐々にユダヤ人狩りの手が迫り、緊迫した潜伏生活の記録が記されることになります。日記は1947年に父オットーにより出版されましたが、削除された箇所も多く、その後1991年に削除部分も復活した完全版が出版されました。

66

老人《ろうじん》と海《うみ》

老漁師であるサンチャゴは、今日もハバナの海へと漁に出る。84日ものあいだ、不漁がつづいた後、サンチャゴは海の上でたったひとり、まだ見ぬ獲物と死闘を繰り広げるのだった。

ヘミングウェイ

（1899〜1961）20世紀アメリカ文学を代表する作家。『誰がために鐘は鳴る』の発表から10年近くを経て、『老人と海』を執筆。本作によりノーベル文学賞、ピューリッツアー賞受賞。

そうだ、夜中に、やつらが来たら
いったいどうするつもりだ？

どうしたらいいんだ？

「闘ったらいいじゃないか」

とかれははっきりいった、

「おれは死ぬまで闘ってやるぞ」

◉脳活文字レッスン

やつらが来たら
やつらが来たら

闘ったらいい
闘ったらいい

そうだ、夜中に、やつらが来たら
いったいどうするつもりだ？

どうしたらいいんだ？

「闘ったらいいじゃないか」

とかれははっきりいった、

「おれは死ぬまで闘ってやるぞ」

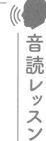

音読レッスン

そうだ、夜中《よなか》に、やつらが来《き》たら、いったいどうするつもりだ？どうしたらいいんだ？「闘《たたか》ったらいいじゃないか」とかれははっきりいった、「おれは死《し》ぬまで闘《たたか》ってやるぞ」

解説・豆知識

ヘミングウェイには10年間、作家として沈黙していた時期があります。その沈黙をついに破って書かれたのが本作ですが、作品のアイデアは20年前から抱いていていました。１９３６年４月号のエスクワイア誌に掲載された、『青い海の上で』というエッセイには、本作の原型と思しき漁師の話が載っています。漁師は釣り上げたカジキを鮫に喰われて泣き崩れますが、ヘミングウェイはこの話の結末を変え、サンチャゴは静かに港へ戻ります。

67

悲《かな》しみよこんにちは

フランソワーズ・サガン

17歳の少女セシルは、父のレイモンとその恋人エルザとひと夏のバカンスを過ごす中で、別荘の近くにすむ大学生シリルと恋仲になる。そんな別荘にやってきたのは亡き母の友人アンヌ。彼女への疑念から、セシルはある計画を思いつく。

（1935～2004）フランスの小説家、脚本家。18歳の時に本作でデビューし、一躍時代の寵児に。ペンネームである〝サガン〟は『失われた時を求めて』の登場人物から取った。

愛はこの世でいちばんやさしく、いちばんいきいきとして、いちばん道理にかなったものだから。代価なんて、問題ではないから。たいせつなのは、エルザやアンヌに対してのウエップ夫人みたいに、いらだったり嫉妬したりしないこと。

◉脳活文字レッスン

道理にかなった

道理にかなった

問題ではない

問題ではない

愛はこの世でいちばんやさしく、いちばんいきいきとして、いちばん道理にかなったものだから。代価なんて、問題ではないから。たいせつなのは、エルザやアンヌに対してのウエップ夫人みたいに、いらだったり嫉妬したりしないこと。

音読レッスン

愛《あい》はこの世《よ》でいちばんやさしく、いちばんいきいきとして、いちばん道理《どうり》にかなったものだから。代価《だいか》なんて、問題《もんだい》ではないから。たいせつなのは、エルザやアンヌに対《たい》してのウエップ夫人《ふじん》みたいに、いらだったり嫉妬《しっと》したりしないこと。

解説・豆知識

バカンスに来ていたセシルたちの元に訪れたアンヌ。美しく聡明なアンヌをセシルも慕っていましたが、アンヌと父が再婚することを知ったセシルは困惑し、結婚を阻もうと画策。セシルの父への執着心とアンヌへの激しい嫉妬が、物語を思いがけない結末へと導きます。著者のサガンは本作の登場人物のように、スキャンダラスな人生を送ったことで知られています。フランスの文豪モーリヤックはサガンを〝魅力的な小悪魔〟と称しました。

68

ライ麦畑《むぎばたけ》でつかまえて

サリンジャー

（1919～2010）アメリカの作家。作風と謎めいた私生活から〝天才作家〟と呼ばれた。『ナイン・ストーリーズ』など短編の名手として知られ、本作は唯一の長編小説。

学校にも、ニューヨークの街中にも居場所を見つけられない少年ホールデン・コールフィールド。誰にも本心を打ち明けられない、ティーンエイジャーの心理を描き出し、世界中の若者から絶大な支持を得た作品。

そんなときに僕は、どっからか、さっと
とび出して来て、その子をつかまえ
てやらなきゃならないんだ。一日
じゅう、それだけをやればいいんだな。
ライ麦畑のつかまえ役、そういった
ものに僕はなりたいんだよ。

◉脳活文字レッスン

ライ麦畑

ライ麦畑

僕はなりたい

僕はなりたい

そんなときに僕は、どっからか、さっと
とび出して来て、その子をつかまえ
てやらなきゃならないんだ。一日
じゅう、それだけをやればいいんだな。
ライ麦畑のつかまえ役、そういった
ものに僕はなりたいんだよ。

音読レッスン

そんなときに僕《ぼく》は、どっからか、さっととび出《だ》して来《き》て、その子《こ》をつかまえてやらなきゃならないんだ。一日《いちにち》じゅう、それだけをやればいいんだな。ライ麦畑《むぎばたけ》のつかまえ役《やく》、そういったものに僕《ぼく》はなりたいんだよ。

解説・豆知識

妹のフィービーに「何になりたい」と問われたとき、ホールデンは「ライ麦畑のつかまえ役」だと、はじめてその胸中を明かします。本作の原題は「キャッチャー・イン・ザ・ライ」。この「キャッチャー」とは誰なのか？という問題があります。作中ではホールデンが「ライ麦畑で会うならば」という詩を誤解したとありますが、それを指摘したのはフィービーです。子どもたちに見守られていたのは、ホールデンのほうだったのかもしれません。

69

ティファニーで朝食《ちょうしょく》を

ニューヨークのアパートに越してきた作家志望の青年は、やがて階下に住む駆け出しの女優ホリー・ゴライトリーと知り合う。都会で華々しく生きる人々の内側にある孤独を描く、円熟期を迎えたカポーティの傑作中編。

トルーマン・カポーティ

（1924～1984）21歳でO・ヘンリー賞を受賞したアメリカの作家。「早熟の作家」や「アンファン・テリブル（恐るべき神童）」と評される。流麗な文体で、一世を風靡した。

退屈な結論だけど、要するに『あなたが善きことをしているときにだけ、あなたに善きことが起こる』ってことなのよ。いや善きことというより、むしろ正直なことって言うべきかな。

◉脳活文字レッスン

退屈な結論

退屈な結論

正直なこと

正直なこと

退屈な結論だけど、要するに
『あなたが善きことをしている
ときにだけ、あなたに善きことが
起こる』ってことなのよ。いや
善きことというより、むしろ
正直なことって言うべきかな。

音読レッスン

退屈《たいくつ》な結論《けつろん》だけど、要《よう》するに『あなたが善《よ》きことをしているときにだけ、あなたに善《よ》きことが起《お》こる』ってことなのよ。いや善《よ》きことというより、むしろ正直《しょうじき》なことって言《い》うべきかな。

解説・豆知識

映画版にて、オードリー・ヘップバーンが主演したことで有名になった本作ですが、実は映画と小説では結末が異なります。映画ではヒロインのホリーが、自らの本心に気づき、作家の青年と結ばれるロマンスが描かれますが、原作はそうではありません。ホリーは猫に「名前をつける」ことを嫌がります。幸せになりたいけれど、誰とも家族にはなれないのです。自由であることを願うホリーの郵便受けには「旅行中」の札が掛かっています。

70

モモ

ミヒャエル・エンデ

施設を抜け出し、廃墟の円形劇場に住みつくモモ。彼女は街の人々の話を聞き、彼らの心を癒す不思議な力を持っていた。そんなある日、灰色の男たちが現れる。彼らは「時間貯蓄銀行」という名で街の人々たちをだまし、皆の時間を奪うのだった。

（1929～1995）　ドイツの児童文学作家。1974年、本作はドイツ児童文学賞を受賞。世界各国で翻訳されており、特に日本では根強い人気を誇る。

光を見るためには目があり、
音を聞くためには耳があるのと
おなじに、人間には時間を感じ
とるために心というものがある。
そして、もしその心が時間を感じ
とらないようなときには、その
時間はないもおなじだ。

◉脳活文字レッスン

光を見るため

光を見るため

時間を感じ

時間を感じ

光を見るためには目があり、音を聞くためには耳があるのとおなじに、人間には時間を感じとるために心というものがある。そして、もしその心が時間を感じとらないようなときには、その時間はないもおなじだ。

音読レッスン

光《ひかり》を見《み》るためには目《め》があり、音《おと》を聞《き》くためには耳《みみ》があるのとおなじに、人間《にんげん》には時間《じかん》を感《かん》じとるために心《こころ》というものがある。そして、もしその心《こころ》が時間《じかん》を感《かん》じとらないようなときには、その時間《じかん》はないもおなじだ。

解説・豆知識

日本でも大人気の『モモ』は、児童文学ながら、現代社会を生きる大人たちに対しての警鐘がテーマに込められているとも言われています。貨幣経済システムへの疑念を感じさせるモチーフや描写も多々あり、「本当の幸せとは？」や「生きる意味とは？」など、誰もが感じる根源的な悩みを平易な言葉を使ったファンタジーという手法で考えさせてくれます。作家や研究者にもファンは多く、物語の解釈は多岐にわたります。

練習スペース（コピーしての利用もできます）

中国の文学

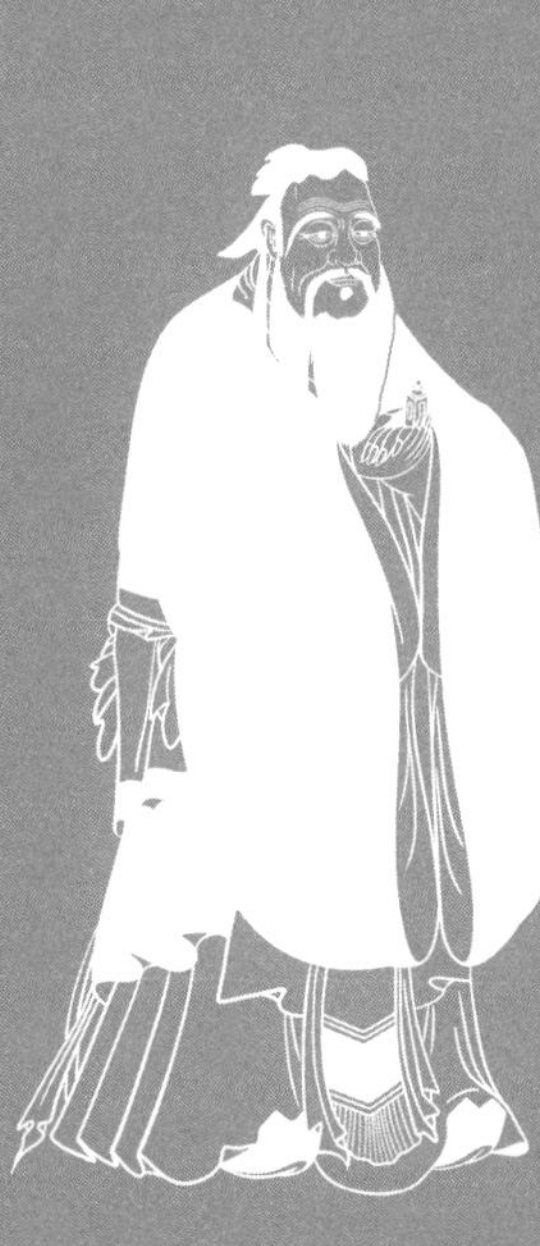

71

静《せい》夜《や》思《し》

李《り》白《はく》

『静夜思』は李白の代表的な五言絶句の詩のひとつ。李白が31歳の時、安陸の小寿山にいたときの作といわれている。非常にわかりやすく、親しみやすい詩で、多くの人に愛されてきた。美しい月の光と郷愁が染み入る詩となっている。

(701～762) 中国唐代の代表的な詩人。「詩仙」とも称される。不遇な生涯を過ごしながらも、月や酒、旅などを題材にした幻想的な作品を1000以上残した。

床前月光を看る
疑うらくは是地上の霜かと
首を挙げて山月を望み
首を低れて故郷を思う

◉脳活文字レッスン

山月を望み

山月を望み

故郷を思う

故郷を思う

静夜思　李白

床前月光を看る
疑うらくは是地上の霜かと
首を挙げて山月を望み
首を低れて故郷を思う

音読レッスン

床前月光《しょうぜんげっこう》を看《み》る
疑《うたが》うらくは是《これ》地上《ちじょう》の霜《しも》かと
首《こうべ》を挙《あ》げて山月《さんげつ》を望《のぞ》み
首《こうべ》を低《た》れて故郷《こきょう》を思《おも》う

解説・現代語訳

「床前」……寝台の前。「床」は中国式ベッドのこと

「首を低れて」……うなだれてもの思いにふけるさま

【現代語訳】寝台の前で月の光を見る。その白い光はまるで地面に降りた霜のようだ顔を上げて、山の上の月を見ると遥か彼方の故郷を思い、頭を垂れてしみじみともの思いにふけるのである。

72

春望《しゅんぼう》

杜甫《とほ》

『春望』は杜甫が、安史の乱のさなか、757年に詠んだ五言律詩の詩。一句目の「国破れて山河在り」はあまりにも有名で、最も知られている漢詩のひとつである。

（712～770）中国盛唐時代の詩人。幼少の頃から詩文の才能があり、七歳の頃から詩を詠んでいたといわれている。李白に対し、杜甫は「詩聖」と呼ばれている。

国破れて山河在り
城春にして草木深し
時に感じては花にも涙を濺ぎ
別れを恨んでは鳥にも心を驚かす

◉脳活文字レッスン

城春にして

城春にして

心を驚かす

心を驚かす

国破れて山河在り
城春にして草木深し
時に感じては花にも涙を濺ぎ
別れを恨んでは鳥にも心を驚かす

音読レッスン

国《くに》破《やぶ》れて山河《さんが》在《あ》り
城春《しろはる》にして草木《そうもく》深《ふか》し
時《とき》に感《かん》じては花《はな》にも涙《なみだ》を濺《そそ》ぎ
別《わか》れを恨《うら》んでは鳥《とり》にも心《こころ》を驚《おど》かす

解説・現代語訳

「国破れて」……安禄山の反乱によって都の長安の町が破壊されたことを指す
「時」……時世のありさま
「涙を濺ぎ」……涙を流す
【現代語訳】戦乱によって都長安は破壊されたのに対し、自然の山や川は変わらず、町は春を迎え、草木が生い茂っている。時世のありさまに悲しみを感じて、花を見るだけでも涙が流れてしまう。家族との別れをつらく思っては、鳥の鳴き声にすら、心を乱されるのである。

73

論語《ろんご》

古代中国の四書のひとつ。孔子の没後、孔子とその弟子たちの言行録をまとめたもの。日本には三世紀頃に伝わったと言われ、最も影響力のあった漢学の書とされている。

孔子《こうし》

（前551頃～前479）　中国春秋時代の思想家。15歳で学問を志し、30歳で自身の思想を確立させた。儒教・儒家の祖として、中国の後世の学問に大きな影響を与えた。

吾十有五にして学に志す。
三十にして立つ。
四十にして惑はず。
五十にして天命を知る。
六十にして耳順ふ。
七十にして心の欲する所に
従へども、矩を踰えず。

◉脳活文字レッスン

天命を知る
天命を知る

矩を踰えず
矩を踰えず

吾十有五にして学に志す。
三十にして立つ。
四十にして惑はず。
五十にして天命を知る。
六十にして耳順ふ。
七十にして心の欲する所に
従へども、矩を踰えず。

音読レッスン

吾十有五《われじゅうゆうご》にして学《がく》に志《こころざ》す。
三十《さんじゅう》にして立《た》つ。
四十《しじゅう》にして惑《まど》は《わ》ず。
五十《ごじゅう》にして天命《てんめい》を知《し》る。
六十《ろくじゅう》にして耳順《みみしたが》ふ《う》。
七十《しちじゅう》にして心《こころ》の欲《ほっ》する所《ところ》に
従《したが》へ《え》ども、矩《のり》を踰《こ》えず。

解説・現代語訳

「耳順ふ」……教養が身につき、聞いたことをただちに理解できる境地にいたる

【現代語訳】私は15歳のとき学問に志した。30歳になって、自立できるようになった。40歳になると、心に迷うことがなくなった。50歳になって、天が自分に与えた使命が自覚できた。60歳になると、人の言うことがなんでも素直に理解できるようになった。70歳になると、自分の思うように生きても、人の道を踏みはずすことがなくなった。

74

三国志演義《さんごくしえんぎ》

中国明代に書かれた長編歴史小説。後漢末から、魏・呉・蜀の三国時代を舞台に、英雄豪傑の活躍と運命を通俗的に描いている。中国四大奇書のひとつ。

羅貫中《らかんちゅう》

（生没年不詳）　中国の元末～明初の小説家。名は本、貫中は字。記録がほとんどなく、実在した人物だったのかも定かではない。『水滸伝』の作者のひとりともいわれている。

遂に瑜を以って三万人を督せしめ、
備と力を媢せて操を逆へ、
進んで赤壁に遇ふ。
瑜の部将黄蓋曰はく、
「操の軍方に船艦を連ね、
首尾相接す。
焼きて走らすべきなり。」と。

◉脳活文字レッスン

赤壁に遇ふ

赤壁に遇ふ

首尾相接す

首尾相接す

遂に瑜を以つて三万人を督せしめ、備と力を媚せて操を逆へ、進んで赤壁に遇ふ。瑜の部将黄蓋曰はく、「操の軍方に船艦を連ね、首尾相接す。焼きて走らすべきなり。」と。

音読レッスン

遂《つい》に瑜《ゆ》を以《もっ》つて三万人《さんまんにん》を督《とく》せしめ、
備《び》と力《ちから》を媚《あわ》せて操《そう》を逆《むか》へ、
進《すす》んで赤壁《せきへき》に遇《あ》ふ。
瑜《ゆ》の部将黄蓋《ぶしょうこうがい》曰《いわ》はく、
「操《そう》の軍方《ぐんまさ》に船艦《せんかん》を連《つら》ね、
首尾相接《しゅびあいせつ》す。
焼《や》きて走《はし》らすべきなり。」と。

解説・現代語訳

圧倒的な強さを誇った曹操は天下統一のため、孫権攻撃を開始するが、劉備と同盟を結んだ孫権ら連合軍の前に苦戦を強いられ大敗を喫してしまう。

【現代語訳】こうして周瑜に三万の精鋭を率いさせ、劉備と力を合わせて曹操を迎え撃とうと、進めて赤壁で遭遇した。周瑜の武将の黄蓋は、「曹操の軍は今ちょうど船艦を連結して、船首と船尾がつながっています。焼き討ちにして敗走させるべきであります。」と進言した。

75

史記《しき》

中国前漢武帝の時代に編纂された歴史書。帝王の年代記である「本紀」と、主要人物の伝記である「列伝」、年表の「表」、制度をまとめた「志」の四つの部門から成る。

司馬遷《しばせん》

（前145頃～前86頃）中国、前漢の歴史家。代々歴史を扱う家系（史官）に生まれた。武帝の怒りを買い、宮刑に処せられ、宦官となりながらも『史記』の編纂に心血を注いだ。

夜漢軍の四面皆楚歌するを聞き、
項王乃ち大いに驚きて曰はく、
「漢皆已に楚を得たるか。
是れ何ぞ楚人の多きや」と。
項王則ち夜起ちて帳中に飲す。
美人有り、名は虞。
常に幸せられて従ふ。

◉脳活文字レッスン

四面皆楚歌

四面皆楚歌

帳中に飲す

帳中に飲す

75

史記　司馬遷

夜漢軍の四面皆楚歌するを聞き、
項王乃ち大いに驚きて曰はく、
「漢皆已に楚を得たるか。
是れ何ぞ楚人の多きや」と。
項王則ち夜起ちて帳中に飲す。
美人有り、名は虞。
常に幸せられて従ふ。

音読レッスン

夜《よる》漢軍《かんぐん》の四面《しめん》皆《みな》楚歌《そか》するを聞《き》き、
項王《こうおう》乃《すなわ》ち大《おお》いに驚《おどろ》きて曰《いわ》はく、
「漢《かん》皆《みな》已《すで》に楚《そ》を得《え》たるか。
是《こ》れ何《なん》ぞ楚人《そひと》の多《おお》きや」と。
項王《こうおう》則《すなわ》ち夜《よる》起《た》ちて帳中《ちょうちゅう》に飲《いん》す。
美人《びじん》有《あ》り、名《な》は虞《ぐ》。
常《つね》に幸《こう》せられて従《したが》ふ。

解説・現代語訳

沛公が率いる漢軍に、項王軍が追いつめられたときの話が、「敵や反対勢力に囲まれて孤立していること」を表す「四面楚歌」のもととなった。

【現代語訳】夜、周りを取り囲んだ漢軍が全員で楚の国の歌を歌うのを聞き、項王はひどく驚き、「漢はすでに楚を得てしまったのか。何と楚の人間が多いことか。」と言った。項王はそこで夜中にも関わらず起き上がり、陣の帳の中で宴をした。虞という名前の美人がいた。常に項王に寵愛され付き従っていた。

練習スペース（コピーしての利用もできます）

参考文献

本書は下記を参考・出典としました。

「吾輩は猫である」:『夏目漱石全集1』(ちくま文庫)
「浮雲」:『浮雲』(新潮文庫)
「舞姫」:『現代日本文學大系 7』(筑摩書房)
「五重塔」:『日本の文学1 坪内逍遥 二葉亭四迷 幸田露伴』(中央公論社)
「たけくらべ」:『日本現代文學全集 10』(講談社)
「寒山落木」:『子規句集』(岩波文庫)、『子規全集 第一巻 俳句一』(講談社)
「金色夜叉」:『金色夜叉』(新潮文庫)
「化鳥」:『泉鏡花集成3』(ちくま文庫)
「武蔵野」:『武蔵野』(岩波文庫)
「みだれ髪」:『みだれ髪』(新潮文庫)
「野菊の墓」:『日本文学全集別巻第1　現代名作集』(河出書房新社)
「破戒」:『現代日本文學大系13』(筑摩書房)
「一握の砂」:『新編 啄木歌集』(岩波文庫)
「智恵子抄」:『智恵子抄』(新潮文庫)
「羅生門」:『芥川龍之介全集1』(ちくま文庫)
「恩讐の彼方に」:『菊池寛 短編と戯曲』(文藝春秋)
「城の崎にて」:『小僧の神様・城の崎にて』(新潮文庫)
「或る女」:『或る女 後編』(岩波文庫)
「檸檬」:『檸檬』(新潮文庫)
「露」:『金子みすゞ名詩集』(彩図社)
「蟹工船」:『蟹工船・党生活者』(新潮文庫)
「機械」:『定本 横光利一全集 第三巻』(河出書房新社)
「陰翳礼讃」:『陰翳礼讃』(中公文庫)
「銀河鉄道の夜」:『銀河鉄道の夜』(角川文庫)
「怪人二十面相」:『怪人二十面相／少年探偵団』(講談社)
「風立ちぬ」:『昭和文学全集 第6巻』(小学館)
「草木塔」:『現代日本文學大系95』(筑摩書房)
「ごん狐」:『新美南吉童話集』(岩波文庫)
「五百句」:『虚子五句集(上)』(岩波文庫)
「山月記」:『李陵・山月記』(新潮文庫)
「堕落論」:『坂口安吾全集 14』(ちくま文庫)
「雪国」:『雪国』(新潮文庫)
「人間失格」:『人間失格』(新潮文庫)
「老妓抄」:『老妓抄』(新潮文庫)
「二十四の瞳」:『二十四の瞳』(角川文庫)
「断腸亭日乗」:『摘録 断腸亭日乗(下)』(岩波文庫)
「万葉集」:『新編 日本古典文学全集6　萬葉集①』～『新編 日本古典文学全集9　萬葉集④』(小学館)
「古今和歌集」:『新編 日本古典文学全集11　古今和歌集』(小学館)
「竹取物語」:『新編 日本古典文学全集12　竹取物語 伊勢物語 大和物語』(小学館)
「土佐日記」:『新編 日本古典文学全集13　土佐日記 蜻蛉日記』(小学館)
「枕草子」:『新編 日本古典文学全集18　枕草子』(小学館)
「源氏物語」:『新編 日本古典文学全集23　源氏物語④』(小学館)
「平家物語」:『新編 日本古典文学全集45　平家物語①』(小学館)
「方丈記」「歎異抄」「徒然草」:『新編 日本古典文学全集44　方丈記 徒然草 正法眼蔵随聞記 歎異抄』(小学館)
「ハムレット」:『新訳 ハムレット』(角川文庫)
「ドン・キホーテ」:『ドン・キホーテ』(新潮社)
「ガリヴァー旅行記」:『ガリヴァー旅行記』(岩波文庫)
「高慢と偏見」:『世界文学全集 第2集 第6 オースティン 高慢と偏見』(河出書房新社)
「ファウスト」:『ファウスト 悲劇第二部』(中公文庫)
「レ・ミゼラブル」:『レ・ミゼラブル5』(ちくま文庫)
「戦争と平和」:『トルストイ全集6 戦争と平和』(河出書房新社)
「不思議の国のアリス」:『不思議の国のアリス』(新潮文庫)
「罪と罰」:『罪と罰3』(光文社古典新訳文庫)
「若草物語」:『若草物語』(光文社古典新訳文庫)
「オズの魔法使い」:『オズの魔法使い』(光文社古典新訳文庫)
「車輪の下」:『世界文学全集79』(講談社)
「赤毛のアン」:『赤毛のアン』(三笠書房)
「変身」:『変身』(角川文庫)
「グレート・ギャッツビー」:『グレート・ギャッツビー』(光文社古典新訳文庫)
「風と共に去りぬ」:『世界文学全集 第22　風と共に去りぬ1』『世界文学全集 第22　風と共に去りぬ2』(河出書房新社)
「異邦人」:『異邦人』(新潮文庫)
「ちいさな王子」:『ちいさな王子』(光文社古典新訳文庫)
「アンネの日記」:『アンネの日記 増補新訂版』(文春文庫)
「老人と海」:『老人と海』(新潮文庫)
「悲しみよこんにちは」:『悲しみよこんにちは』(新潮文庫)
「ライ麦畑で捕まえて」:『新しい世界の文学 第20 ライ麦畑でつかまえて』(白水社)
「ティファニーで朝食を」:『ティファニーで朝食を』(新潮文庫)
「モモ」:『モモ』(岩波少年文庫127)
「静夜思」:『唐詩選 中』(ワイド版岩波文庫)
「春望」:『杜甫詩選』(岩波文庫)
「論語」:『論語』(岩波文庫)
「三国志演義」:『三国志演義(二)』(講談社学術文庫)
「史記」:『史記8』(小学館文庫)

著・手本　中山《なかやま》　佳子《よしこ》

一般社団法人書道能力開発協会理事長。株式会社フィールドデザイン代表取締役。

書の普及活動を幅広く展開し、「日・タイ修好130周年」事業で現地大学での書道イベント開催、京都でジュニア書道展を主催するなど、国内外で活躍。

フジテレビ『芸能界特技王決定戦TEPPEN』での書道審査員をはじめ、多くのテレビ番組で美文字指南を行い、書籍の執筆や全国での講演活動も精力的に行う。東京（表参道、渋谷）、京都などでの個展8回。トヨタ自動車役員秘書のキャリアで培ったビジネススキルを提供する企業研修会社「フィールドデザイン」を経営する傍ら、早稲田大学大学院では武道、武士道を研究し、戦国時代を題材にした舞台「戦影恋歌」（渋谷伝承ホール）シリーズの総合プロデュースを複数手掛けるなど、日本文化の継承と社会の発展に貢献する。著書に、『脳がみるみる若返る!なぞり書き・音読 百人一首』（小社）、『大人のたしなみ美しいペン字練習帳』（朝日新聞出版）、他。

脳科学監修　篠原《しのはら》　菊紀《きくのり》

公立諏訪東京理科大学工学部情報応用工学科教授。医療介護・健康工学研究部門長。

専門は脳科学、応用健康科学。遊ぶ、運動する、学習するといった日常の場面における脳活動を調べている。ドーパミン神経系の特徴を利用し遊技機のもたらす快感を量的に計測したり、ギャンブル障害・ゲーム障害の実態調査や予防・ケア、脳トレーニング、AI（人工知能）研究など、ヒトの脳のメカニズムを探求する。監修に『楽しみながら脳を活性化!大人の漢字ドリル200日』（小社）など。

脳《のう》がみるみる若返《わかがえ》る!
なぞり書《が》き・音読《おんどく》　名作文学《めいさくぶんがく》

2024年1月26日　初版第1刷発行

著・手本　中山佳子
脳科学監修　篠原菊紀
装丁・本文デザイン　松田剛（株式会社 東京100ミリバールスタジオ）

発行人　永田和泉
発行所　株式会社イースト・プレス
〒101-0051
東京都千代田区神田神保町2-4-7　久月神田ビル
Tel.03-5213-4700　Fax03-5213-4701
https://www.eastpress.co.jp

印刷所　中央精版印刷株式会社

ISBN 978-4-7816-2280-4